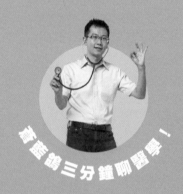

蒼藍鴿三分鐘聊醫學！

蒼藍鴿醫師告訴你:

圖解 & 影音

90%

攸關性命的

醫學常識,
沒有人教!

【暢銷增訂三版】

3分鐘速懂的醫療急救解方,
有效減輕80%的疼痛及危機!

蒼嵐健康美學診所院長 &
YouTube醫學頻道「蒼藍鴿的醫學天地」創辦人

吳其穎 醫師———— 著

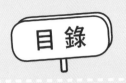

目 錄

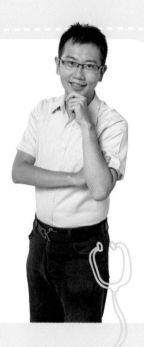

PART ❶ 關於醫學，這些重要的事情沒有人教！

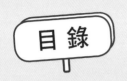

目錄

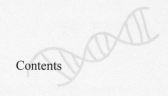

PART ❸ 這些常見的「疾病」，知己知彼即百戰百勝！

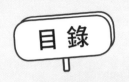

目錄

輕鬆提升醫學知識，化解醫療的難題

除了可以更清楚地釐清自己面對的醫療問題，也可以更積極地關心自己的身心，增進自己的健康行為。

陳彥元

臺大醫院教學部主治醫師兼副主任／臺大醫院健康教育中心主任
／臺大醫學院醫學系教授

　　雖然認識本書作者已久，但前陣子意外發現這名學生，竟然就是網路上鼎鼎大名的「蒼藍鴿」後，我實在也大感驚訝！

　　約莫是 2009 年的夏天吧！我接到前院長的電話，提到要對今年剛通過大學入學學科能力測驗而錄取台大醫學系的幾位新生，進行一系列關於醫學人文的體驗學習課程，內容針對著名歷史人物的生平事蹟及其貢獻，做詳盡的回顧與討論，並結合實際情境體驗，彷彿在同一個時空與該人物進行對話。這在當時的醫學教育，是一個空前的創舉，我有幸被前院長指定要來帶這第一批的台大醫學系學生，對當時僅僅是助理教授的我，真是莫大的榮幸，我也很開心地接下這個任務。而「本書作者」就是這第一批優秀學生的其中一位。

　　如同多數的台大醫學系學生一樣，本書作者聚精會神、振筆疾書地寫下所有老師講話的重點，對於老師的提問，單手托腮、若有所思，也會適切地提出自己的看法，並總是效率地完成被同儕或老師交辦的任務。他就是那種…雖然不會特立獨行，但是一定會讓師長印象深刻的學生。

　　時間快速地挪移到 2016 年秋天之後。2016 到 2017 年這一段時間，本書作者以優異的成績通過台大醫院競爭激烈的甄選，成為了台大醫院不分科的受訓醫師，而我當時正協助與督

導台大醫院不分科醫學訓練的進行，彼此間學生與老師的關係繼 2009 年之後再度出現。

猶記得某日下午，協助該業務進行的行政人員何小姐，突然大聲且驚訝地問我：「陳醫師，你知道蒼藍鴿嗎？」我答：「什麼蒼藍鴿？我知道有和平鴿？（是的。我雖然研究倫理與媒體，但是對於媒體上有什麼重要人物，並不是很了解？）」

一陣驚呼聲之後，何小姐說：「蒼藍鴿，就是我們的……」一群人接下來圍著電腦，看著「蒼藍鴿」製作的醫學短片。自此，「蒼藍鴿」終於在我的生活中正式登場，想不到網路紅人「蒼藍鴿」是我的學生呢！實在與有榮焉。

不久前，「蒼藍鴿」在醫院的長廊上遇到我了，一如往常打了招呼。但是，那次他卻停下腳步，靦腆地問我（他總是看起來靦腆的樣子）：「老師，可不可以幫我的新書寫一篇推薦序？」我壓抑內心的興奮（當臺大醫學院的教授，要冷靜！），提到：「是什麼樣的書呢？」

我細細地讀過本書的文稿，「蒼藍鴿」真是不簡單。他把一般醫學的精髓，有條不紊地透過該書呈現，除了實用的臨床醫學面向（例如：失眠、感冒、頭痛等等），更涵蓋了大眾所陌生的醫療社會學面向（例如：潛規則、醫療知識不對等、談善終等等）。作者以流暢的文筆，配合淺顯易懂的文字與圖片，讓讀者可以透過他的筆觸，而了解複雜難懂的一般醫學知識。沒有醫療背景的讀者可以透過閱讀該書，提升健康素養，更容易理解自己身體的狀況、理解醫療人員的語言、理解醫療機構的運作。

即便是已經具備醫療背景的專業人員，透過閱讀本書，對於更新自己的專業知識亦有莫大助益，甚至於可以幫「蒼藍鴿」看看該書有沒有未竟之處，做為未來「蒼藍鴿」再版本書的重要依據。

最後，身為「蒼藍鴿」的老師，又應邀來寫序文，一定還是要盡責工商服務一下。在閱讀過本書文稿之後，我誠心地向大家推薦這一本書，它具備淺顯易懂與提升醫學知識的特質。相信讀完本書，當面對身體不適、或是進到醫療機構就診時，不會再手足無措。除了可以更清楚地釐清自己面對的醫療問題，也可以更積極地關心自己的身心，增進自己的健康行為。

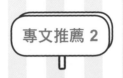

詳實解析醫療（潛藏版）的保健知識，讓民眾能有效降低疾病的危機

楊曜旭

國立臺灣大學醫學院小兒科教授／臺大醫院新竹分院副院長

　　從古至今，「健康」一直是人們所關注的議題。特別是吃得飽且生活無虞的今日，追求身心健康更是所有人努力的目標。而與醫療相關的種種話題，也往往能吸引大眾的注意。近年來由於網路的發達，民眾只需動動手指，藉由搜尋引擎便可獲得醫療相關資訊，但這些資訊是否正確卻也無人、亦無法可管。有些似是而非的訊息不僅帶給民眾錯誤觀念及醫護人員的困擾，甚至使其延誤就醫而影響健康。因此，如何教導民眾正確醫療知識與觀念就成為一件重要的課題。

　　此外，台灣的醫療無論是醫學教育、人才的培育、與醫療制度上的表現皆相當亮眼。在個人執業看病的過程中，常常有久居國外回台的民眾、或是國外的病患，對於台灣整體醫學水準與就醫的可近性讚不絕口。但有些國人卻常身在福中不知福且不懂得珍惜，造成醫病關係緊張、及醫療資源的浪費。

　　蒼藍鴿是我的學生，亦是一位對醫學充滿熱忱的醫師。其於學生時期就讀醫學系時，便發現上述的種種現象與問題，也立志要將所學的知識及現今醫療相關制度分享給一般社會大眾。而服役時開始將這樣的想法付諸實現，創立了影音頻道「蒼藍鴿的醫學天地」，影片的內容雖然幽默但不譁眾取寵，只求平平實實將訊息正確且誠懇地傳達出去，也因此獲得觀眾與媒體一致的好評。接著，作者綜合了專業的醫學知識及這幾年來在臨床上所學

所見與所聞，再接再厲出版了《蒼藍鴿醫師告訴你：90％攸關性命的醫學常識，沒有人教！》一書，此書分為四個部分，包含了常見臨床疾病及症狀的介紹與處理、就醫流程的叮嚀，以及簡介現今健保制度下如何影響病患就醫行為。本著作文字簡潔易懂且圖文並茂，是一本相當實用的保健書籍。

承襲影片風格，蒼藍鴿以深入淺出、口語化的方式，將艱深專業的醫療相關知識介紹給民眾。相信讀者在輕鬆閱畢之餘一定收穫滿滿，對於自身健康的掌握及醫療制度的認知亦會更加清楚。在此，除了肯定及感謝蒼藍鴿的努力付出，也誠摯鄭重推薦此書。

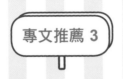

以愛傳播醫學 & 就醫正確知識的好醫生

吳俊容／蒼藍鴿醫師的父親

　　吾兒蒼藍鴿商請我為本書題序，實屬光榮之至。在閱讀本書文稿後，對其用心之程度深為嘉許和感動。約莫 20 年前，我在書局購買了一本紐約時報排行榜暢銷書「注意！身體的警訊」，作者是伊莎多爾‧羅生福醫學博士 (Isadore Rosenfeld, M.D.)，此書希望讀者對身體的狀況要有警覺性，並能正確迅速的求醫。而蒼藍鴿的著作中亦提及了不可忽視且應急速就醫之症狀，不同的是本書結合台灣的健保制度，針對正確就醫的觀念和作為均有詳述，實是一本值得參考運用的好書。

　　醫學是吾兒的專業，教育是我的志業，惟服務的對象都是人。他傳遞正確的醫學知識以維護民眾的健康，我以愛和榜樣塑造學生健全的人格。所以思維良久後，就以蒼藍鴿人格特質，及其身為醫師後對

家人產生的一些漣漪效應作闡述，希望不要背離為序的主題太遠。

　　蒼藍鴿於求學生長歷程中，涵養了數種醫師必備的特質：

1. 熱愛電玩，但不沉迷：常在假日玩電玩，但絕不沉迷其中，藉以學習放鬆，活化腦筋。

2. 態度認真，積極進取：實力曾不被看好，但最終以學測滿級分推甄上榜台大醫學系。

3. 融入團體，爭取佳績：擔任各社團重要幹部，培養與人合作的能力。

4. 醫療志工，體現關懷：假日走入社區醫院，和長者、患者聊天，視病猶親，交換經驗。

　　在大學推甄期間，主動要求載他到台大醫學院，以其為背景留影

拍照，展現上榜決心！所以在求學歷程中，我想最重要的就是要立定目標，堅持到底吧！

而家裡有一位醫生，最高興的當屬蒼藍鴿的奶奶。每當和熟識的朋友聊天，有意無意的總會提及「我孫子是醫師」，到醫院就診或回診時也會跟醫師炫耀一番，不知道醫師跟她問診時是否會詳細或親切一點。

我和內人皆從事教職，內人學校在台中市中心，文教風氣不錯，常有同事子女欲推甄醫學系，總會找內人幫忙，並請蒼藍鴿做經驗分享。幾年下來，中國醫藥大學、成功大學、陽明大學等醫學系皆有蒼藍鴿的學弟妹上榜。而內人娘家有一群侄（姪）兒，在一次聚會中，才知道他們都是蒼藍鴿的粉絲。於是利用春節回娘家的日子，辦了一場家族粉絲會，現場由粉絲即席提問，蒼藍鴿即席回答並錄影做紀念。想不到蒼藍鴿既可促進親戚同輩歡樂團結，亦可讓大家彼此切磋砥礪，奮發向上。

而最令我感到恰巧及欣慰的事情是：數年前大媳婦懷有雙胞胎結果早產，兩個孩子雙雙送入新生兒加護病房養育，而蒼藍鴿於 PGY（不分科住院醫師）期間恰巧於該新生兒加護病房服務，所以第一位抱到新生兒的正是叔叔蒼藍鴿，也著實讓焦慮的我們放心不少。

回到正題，故鄉台南洗腎人口嚴重，猶如書中所提「治標不治本、傷肝又傷腎」。老人家篤信地下電台販賣的藥品，任憑子女怎麼勸都沒用，又常有廟會進香活動，故藉此機會相約去買藥，遂有一句順口溜「上車睡覺、下車尿尿、到處買藥、回家丟掉」，造成「人財兩失」之窘境。蒼藍鴿在服役期間有一股使命感：當盡棉薄之力破解大家對醫學的迷思。於是每週製作一集醫學知識短片，並利用網路播出，經過一年多的努力經營，竟成為小有名氣的網路醫師。而我總覺得「網深似海」，因此也勉勵蒼藍鴿在製作衛教影片、服務大眾之餘，也別忘了按部就班的學習探索、累積經驗，同時更要謙卑為懷、努力求知，才能平穩的在網海上航行。

此書是蒼藍鴿以每週在網路上發表的主題內容擴展延伸而完成，書中的一字一句、一圖一畫皆能夠幫助到需要的讀者。若能影響到周遭的長輩，一起建立正確的醫學觀念，是為序之所企盼。

15

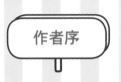

親和力十足的網紅醫生，將艱澀難懂的醫學知識轉換為人人都能理解的語言

吳其穎

（台大醫院醫師、「蒼藍鴿的醫學天地」創辦人）

「醫學」與每個人的生活息息相關。擁有正確的醫學知識，不但能夠對許多疾病防範於未然；在面對自己或親朋好友患病時，更能保持理性面對疾患，並適時伸出援手有效解決問題。

舉例而言，許多患者輕忽了「急症」的前兆，而錯失了治療的黃金期。譬如70歲的老奶奶突然半邊臉麻，卻沒有意識到自己已然中風。50歲的張先生胸口悶痛並未及時就醫，後續併發嚴重心肌梗塞而不治。相關的例子不勝枚舉，令人惋惜。

然而，在網路科技十分發達的年代，要取得正確的醫學知識卻也不如想像的容易。雖然搜尋引擎可以讓民眾能輕易擷取相關的資訊，但「假新聞」、「假消息」也利用網路充斥於各大網頁與版面。

在各式誤導的假消息中，醫藥相關的假新聞占了這類資訊的大宗，而背後的原因正是因為龐大的商機及利益。這類假新聞的起手式往往是先抨擊現代醫學的做法，誤導民眾現代醫療「治標不治本、傷肝又傷腎」，然後將重點轉向人體神奇的自癒能力，強調只要順著他們的方法，購買相關「純天然」、「富含能量」、「某醫學博士認證」的產品，便可以達到排毒、提高免疫力、治癒疾病之效。

這類廣告常常誇大不實，而許多重病患者的內心又較為搖擺不定，便容易受其吸引而購買相關產品。

更有甚者，病患花了大把金錢購買商家產品，卻不願接受正規治療，結果原本得以痊癒的疾病迅速惡化，病患最終被送回醫院時，卻已回天乏術。對此，醫師也只能搖頭嘆道：「數百年來多少醫師及科學家，對於疾病所做的努力，竟然完全比不上商人的話術…。」

有鑑於此，我還在就讀醫學系時便下定決心，一定要將所學的正確醫療觀念分享出去。但要將艱澀難懂的醫學知識轉換成民眾都能理解的語言，卻也不是件容易的事。於是每當面對病患時，我都試著利用譬喻法與生動的形容，將難懂的學術名詞解釋給病患跟家屬瞭解：

例如在解釋「流感疫苗可以顯著減少重症發生的機會，但不能百分之百預防流感」時，我就會說「我們把流感這個疾病比喻成車禍，而流感疫苗就像安全帶一樣。雖然安全帶不能完全預防車禍的發生，但是它卻可以保護你車禍發生時不致重傷。」

病患及家屬聽完馬上恍然大悟，了解施打流感疫苗的好處。如此不斷操作演練下來，也常常收到患者的回饋：「醫師我覺得你講得好清楚，我多年來的疑問，終於搞懂了！」

這本書正是此種精神的延伸。本書中，我將告訴你悠關性命的關鍵醫學常識，包括身體出現何種症狀時該提高警覺並迅速就醫、助人助己的緊急救命術詳細解析、以及外傷不適的即刻處理原則。了解這些醫療知識，可以有效減輕 80% 的疼痛及危機！

此外，我更將民眾生活中常遇到的不適及疾病整理成冊，如過敏、失眠、骨質疏鬆、頭痛、胸痛、腹痛、筋骨痠痛等等，以民眾的角度出發，分享這些不適常見的病因與自我處置方式。有了這些概念，讓你生病時也能自我因應緩解，而非看醫生吃藥不可。除此之外，更與讀者分享就醫觀念、就醫迷思、以及與醫護人員溝通的技巧。我一直認為，如果醫病雙方能夠互相理解，則共同面對疾病時，成效一定事半功倍。

這本書，是筆者從事醫療工作以來所學所做、所思所感的精華版。相信讀者們閱畢後，對於身體健康的掌握、身體不適的因應、及醫病溝通的促進，都會有非常正向的提升！

1. 突然站起來眼前卻一片黑？姿勢性低血壓全攻略！

P.21

2. 癲癇大發作的處置－影音示範

P.44

3. 扭傷的處置－大部分的人都做錯了！

P.46

4. 面對死亡，你會怎麼選擇？腫瘤科病房故事分享

P.91

5. 胃食道逆流如何緩解與預防？

P.118

6. 脹氣的發生及預防

P.121

7. 抽筋的原因及預防之道

P.130

8. 三分鐘了解自體免疫疾病

P.137

9. 如何戰勝過敏？

P.145

10. PM2.5 有多可怕？

P.145

11. 發燒會不會燒壞腦袋？

P.152

12. 令人害怕的兒童熱痙攣

P.152

13. 小孩子發燒怎麼辦？

P.152

14. 流感疫苗該打嗎？

P.159

15. 「著涼」會不會感冒？

P.159

16. 預防感冒，維生素 D 很重要！

P.159

17. 為何感冒後，咳嗽總會拖很久？

P.159

18. 鼻涕顏色的意義，你有想過嗎？

P.159

19. 失眠不吃藥，就靠這幾招！

P.167

20. 單純皰疹大解密！

P.171

21. 帶狀皰疹懶人包！

P.174

22. 破解常見癌症迷思！

P.188

23. 癌症新療法「免疫治療」

P.188

24. 三分鐘了解西藥臨床試驗！

P.210

關於醫學，這些重要的事情沒有人教！

在醫學院的學習生涯中，每當獲取到日常生活中實用的醫學觀念或知識時，我的第一個念頭往往是「如果社會大眾都知道這個概念就好了」。怎麼説呢？

舉例而言，有許多民眾輕忽了「中風」的前兆，而延誤了就醫的時間，等到確診時已經過了治療黃金期。又或者病患在 A 醫院做了腦部的影像檢查，並前往 B 醫院諮詢第二意見，卻因為沒有將檢查檔案一併帶去而白跑一趟，以至於醫病雙方徒費時間。也有患者在臨終之時，家屬因不了解「安寧緩和醫療」能夠提供的協助，而堅持不簽署「不實施心肺復甦術」同意書，造成患者臨終時還飽受插管、CPR 壓胸、電擊所苦。

以上種種例子不勝枚舉。許多醫療上的悲劇或不幸，往往只需要大眾有一些最基本的醫學概念就能避免。偏偏日常生活中，民眾並沒有適當的管道可以接觸這一塊，這其實也是我創辦「蒼藍鴿的醫學天地」的原因之一。

在本章節，我會將這些「民眾務必知道的醫療知識／常規」統整起來，並配合筆者在臨床服務的所見所聞讓各位理解。期許大家閱讀完後，除了對於重大疾病的不適徵兆有更好的掌握度，更能理解在現今醫療環境下，如何所作所為才能創造醫病雙贏！

一刻都不能等：
出現這些症狀得馬上去急診！

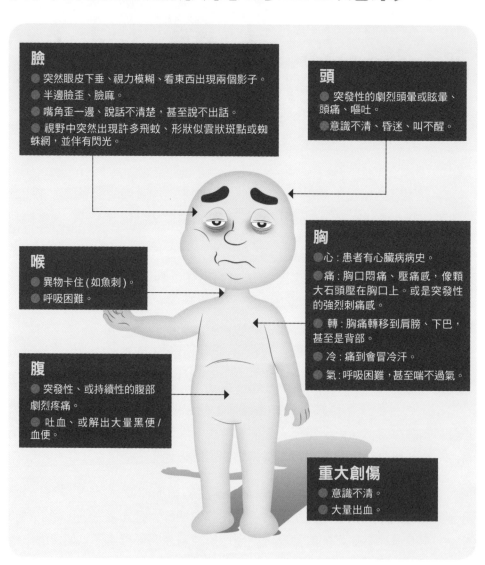

臉
- 突然眼皮下垂、視力模糊、看東西出現兩個影子。
- 半邊臉歪、臉麻。
- 嘴角歪一邊、說話不清楚，甚至說不出話。
- 視野中突然出現許多飛蚊、形狀似雲狀斑點或蜘蛛網，並伴有閃光。

頭
- 突發性的劇烈頭暈或眩暈、頭痛、嘔吐。
- 意識不清、昏迷、叫不醒。

喉
- 異物卡住(如魚刺)。
- 呼吸困難。

胸
- 心：患者有心臟病病史。
- 痛：胸口悶痛、壓痛感，像顆大石頭壓在胸口上。或是突發性的強烈刺痛感。
- 轉：胸痛轉移到肩膀、下巴，甚至是背部。
- 冷：痛到會冒冷汗。
- 氣：呼吸困難，甚至喘不過氣。

腹
- 突發性、或持續性的腹部劇烈疼痛。
- 吐血、或解出大量黑便/血便。

重大創傷
- 意識不清。
- 大量出血。

凡事都有分「輕重緩急」，疾病自然也不例外。許多屬於「急症」的疾病，一旦延誤就醫，常會造成組織不可逆的壞死、嚴重細菌感染引發敗血症，甚至大出血導致生命危險。因此，本節將會從頭部、臉部、喉部、胸部、腹部、四肢到重大創傷，依序為各位介紹**出現哪些症狀時，務必馬上前往就醫，不可拖延！**

⇒ 頭部症狀

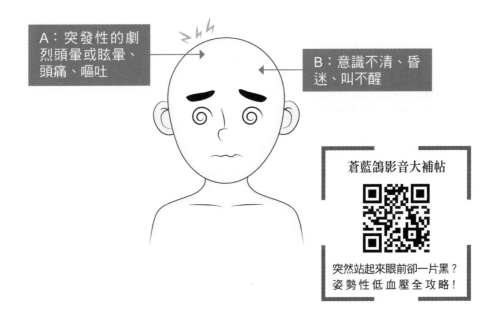

A：突發性的劇烈頭暈或眩暈、頭痛、嘔吐

B：意識不清、昏迷、叫不醒

蒼藍鴿影音大補帖

突然站起來眼前卻一片黑？
姿勢性低血壓全攻略！

症狀解說

● **突發性劇烈頭暈／眩暈**：頭暈及眩暈是兩種不同的症狀表現。

　　最簡單的區分方法為：會不會天旋地轉。如果眼睛看出去的世界天旋地轉，稱為眩暈（Vertigo），通常伴隨著噁心嘔吐的症狀；反之如果單純是頭重重的不舒服感，則為頭暈（Dizziness）。

21

眩暈通常跟內耳的平衡系統出問題有關，甚至是往上的中樞神經系統出現病灶；而頭暈的原因則非常多，如睡眠不足、壓力大、感冒、感染、中風、腦部器質性病變等等。

如果頭暈及眩暈不嚴重，可以考慮下表的自我處理方法，若無明顯改善再至門診求診；如果是突發性劇烈頭暈／眩暈，無法維持身體平衡，甚至伴隨肢體無力、說話模糊、胸悶胸痛、意識不清等症狀，則務必趕緊就醫。

● **突發性劇烈頭痛**：若之前無頭痛相關病史，又發生突發性劇烈頭痛，須小心出血性中風、蜘蛛膜下腔出血等可能性，需盡快就醫。尤其

 蒼藍鴿保健一點通：頭暈／眩暈的自我緩解方式

● **閉目養神**：通常閉眼休息能讓症狀有效緩解。

● **至陰涼的地方休息**：炎炎夏日，頭暈常常與中暑有關。因此若是在大熱天活動後頭暈，要小心中暑的可能性。宜移至陰涼地並補充水分。

● **減少咖啡因及酒精的攝取**：咖啡因及酒精皆有可能誘發症狀的產生。

● **補充糖分**：有在服藥的糖尿病患者可能因低血糖而導致頭暈，即時補充糖分能夠顯著緩解症狀。

● **服用抗組織胺**：抗組織胺對症狀有一定的緩解效果，唯務必先諮詢過醫師或藥師相關使用方式。若使用抗組織胺後，仍未緩解建議及早就醫。

※ 如果讀者的頭痛是較慢性、長期的問題，請參考本書第 102 頁，內有許多實用的資訊哦！

是蜘蛛膜下腔出血的頭痛，常被患者稱之為「雷擊般的劇烈頭痛」。

● **意識不清**：此症狀發生務必先確定生命徵象，而後趕緊送醫。糖尿病患者的意識不清要小心是否為低血糖造成？若是姿勢變換（例如從床上坐起來、從椅子上站起來）後發生的頭暈昏厥，則可能是姿勢性低血壓所造成，可先讓患者平躺後看看有無改善，沒有改善則立即送醫。

∙∙∙➡ 臉部症狀

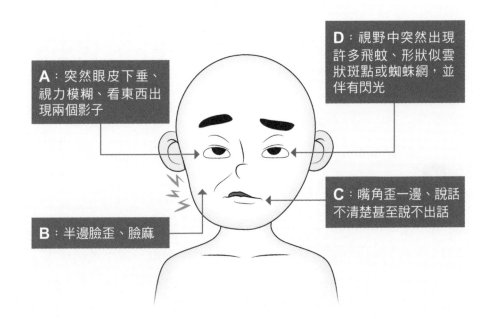

A：突然眼皮下垂、視力模糊、看東西出現兩個影子

D：視野中突然出現許多飛蚊、形狀似雲狀斑點或蜘蛛網，並伴有閃光

C：嘴角歪一邊、說話不清楚甚至說不出話

B：半邊臉歪、臉麻

症狀解說

● **A、B、C皆為腦中風的表現**。腦中風為腦部的血管發生阻塞或破裂，造成該血管支配的腦區缺氧進而壞死，因此會造成該腦區支配的肢體發生感覺／動作的異常，例如半邊臉歪嘴斜、視力模糊、咬字不

23

清、半身無力等等。中風為非常重要的急症,需緊急的醫療介入。

臨床上常見老人家中風的症狀非常明顯,患者卻不知其嚴重性,覺得「再觀察看看就好」,常常一觀察就錯過了中風黃金治療期。

● **D 則是視網膜剝離的典型症狀。** 視網膜是眼睛後方的一層薄層細胞,能將外界傳進來的光轉換成微電子訊號,再傳入腦中。由於沒有痛覺神經,因此視網膜剝離時並不會疼痛。

50 歲以上長者、高度近視者、有相關家族史、有眼睛外傷或眼內炎病史、早產兒等族群都是視網膜剝離的高危險群。

確診視網膜剝離後,需眼科手術盡快介入修補。若延遲就醫恐使視力嚴重惡化,甚至接近失明,即使之後接受手術,成效亦不如早期發現來的佳。

 蒼藍鴿醫學急救站

● 腦中風可粗略的分為缺血性中風以及出血性中風。主要就是以腦血管阻塞或是破裂來區分。若是缺血性中風,在中風發生後 3 小時至 4.5 小時內,醫師會評估是否可以給予患者血栓溶解劑,以打通血管,對未來症狀的恢復會有幫助。

● 然而若因延遲就醫而超過 4.5 小時,血栓溶解劑便不適用(可以理解成這時腦細胞已經死的死傷的傷,給予血栓溶解劑不但沒好處,還會增加出血的風險),所以一直強調「懷疑中風務必趕緊就醫」就是這個原因。

⋯⋯➡ 喉嚨症狀

症狀解說

● **異物卡住**：每當魚刺等異物卡喉時，許多人會習慣「吞一口飯試試看」。但是我要特別強調：這是坊間流傳錯誤的做法。若是吞嚥的固體食物將魚刺往更深的位置推入，有可能會傷及重要的神經血管，甚至卡在喉嚨深部，引發致命的細菌感染。

※ 正確的做法是：停止進食，並就近尋求耳鼻喉科醫師的協助。因大部分異物會卡在扁桃腺、舌根底部等部位，若是張嘴看的見，則可以直接夾出。若是在更深的位置，普遍會先以 X 光定位魚刺，再以喉鏡或是胃鏡取出。切記若持續有異物感務必盡快就醫檢查，臨床上患者拖到需開刀治療，甚至最終傷及食道旁大動脈而致死的案例皆有發生過。

● **呼吸困難**：造成呼吸困難的原因很多，與喉部相關的因素，有異物哽塞、喉痙攣等等。呼吸困難是急症之一，務必趕緊就醫進行相關的檢查。

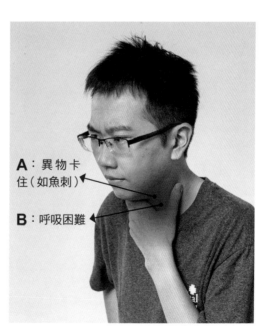

A：異物卡住（如魚刺）

B：呼吸困難

蒼藍鴿保健一點通

　　關於喉嚨卡到魚刺，網路上流傳許多錯誤的方法，如喝醋軟化魚刺、吞飯、以手指摳挖、催吐等。首先一般家庭使用的食用醋並沒有軟化魚刺之效；而吞飯以及手指摳挖都有可能將魚刺埋得更深；催吐不但沒幫助，還可能灼傷食道或引發吸入性肺炎。總之就近尋求耳鼻喉科師協助才是正解。

網路流傳「喉嚨卡到魚刺」錯誤的處理

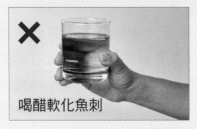

✕ 喝醋軟化魚刺

▲ 一般家庭使用的食用醋，並沒有軟化魚刺的作用。

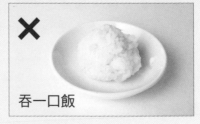

✕ 吞一口飯

▲ 吞嚥的固體食物將魚刺往更深的位置推入，有可能會傷及重要的神經血管。

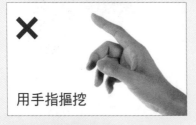

✕ 用手指摳挖

▲ 用手指摳挖，無法深入正確位置，或許還會將魚刺埋得更深，甚至卡在喉嚨深部，引發致命的細菌感染。

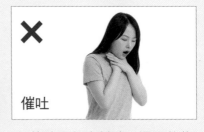

✕ 催吐

▲ 催吐不但沒幫助，還可能灼傷食道或引發吸入性肺炎。

※ 若是發生異物吞入務必盡快至醫療院所檢查，醫師會評估吞入物的大小、性質及毒性決定後續的處置方式，如住院密切觀察、做胃鏡取出等。

⋯➡ 胸部症狀

症狀解說

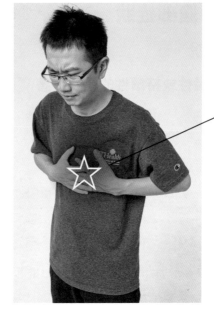

五字訣
⬇
心痛轉冷氣

（五字訣來源：台北市政府消防局網站）

● **胸痛的原因很多，大部分的胸痛並非緊急。** 若胸痛是心臟或是肺部的原因所造成，一旦拖延治療很可能導致立即的生命危險，千萬要注意。在此有胸痛必學五字口訣「心痛轉冷氣」要傳授給各位，若是胸痛的症狀符合這五項特色之一，則為急症的可能性大大提升。

● **心**：患者有心臟病病史。

● **痛**：胸口悶痛、壓痛感，像是一顆大石頭壓在胸口上。或是突發性的強烈刺痛感。

● **轉**：胸痛轉移到肩膀、下巴，甚至是背部。

● **冷**：痛到會冒冷汗。

● **氣**：伴隨呼吸困難，甚至喘不過氣。

若是胸痛伴隨這五大症狀之一，務必趕緊就醫不可拖延。

 蒼藍鴿醫學急救站

● 關於胸痛的詳細介紹，包括急性胸痛、非急症的胸痛以及如何預防相關疾病等，可再詳閱本書第 2-2 節（詳見第 110 頁）。

⬤⬤⬤⮕ **腹部症狀**

症狀解說

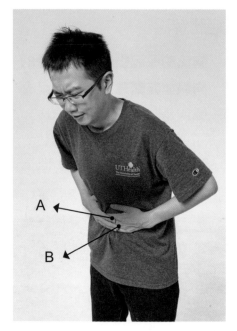

⬤ **A：突發性或持續性的劇烈腹痛，**依其位置有多種可能。如右上腹痛可能是膽囊或膽道相關問題；上腹痛可能是胃發炎或胃痙攣、或是胰臟相關疾患；右下腹痛可能是闌尾炎（詳見第 2-3 節，第 125 頁）；左下腹痛可能是大腸憩室炎；肚臍周圍或下腹痛可能是腸道發炎或缺血引起的疼痛，若是女性也可能是卵巢、輸卵管等相關疾患。無論是何種疾病，只要是劇烈且持續性的腹痛，加上沒有隨著時間而好轉，都建議趕緊就醫檢查。

A：突發性、或持續性的腹部劇烈疼痛。

B：吐血、或解出大量黑便／血便。

⬤ **B：肝硬化的患者、或是有胃潰瘍、十二指腸潰瘍病史的患者，**如果遇到吐血或解出大量黑便、血便（註 1）的狀況就要特別小心。肝硬化的患者因為常有食道靜脈瘤的產生，若靜脈瘤破裂則會大量出血，造成吐血及血便。消化道潰瘍的患者若沒有好好控制，胃酸及消化液將可能破壞血管，亦會造成大量出血。

⬤ 此外，若男性出現單側睪丸、腹股溝的突發性疼痛且逐漸加劇，或是女性出現突發性的骨盆／下腹部疼痛，皆有可能為生殖器官相關的急症。在男性為睪丸扭轉，女性則為子宮外孕或卵巢、輸卵管相

關問題（最近有性行為者要特別注意），若未及時處理則有不孕甚至危及生命之虞。

註1：黑便是黑色的大便，起因是血液與胃酸作用後顏色會變深；而血便則是血液未與胃酸作用就排出的結果。因此「解黑便」常是上消化道（食道、胃、十二指腸）的出血；而「解血便」則常為下消化道（結腸、直腸、肛門痔瘡）的出血。但若上消化道大量出血時，由於血液來不及與胃酸作用，仍可能以血便方式解出。

四肢症狀

症狀解說

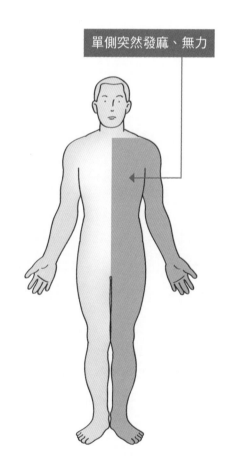

單側突然發麻、無力

● **突發性的身體單側麻或無力：**
與臉部症狀的 ABC 一樣，皆是中風的表現。與臉部症狀不同的是，通常肢體麻或無力的症狀自己會先感覺到，旁人未必能夠知情。

也因此在沒有旁人提醒的情況下，患者常常會想說「再觀察看看好了」，但常常一「觀察」就錯過了中風的黃金治療期。也因此，讀者們對於中風的種種症狀必須有相當高的警戒心，如此才不會錯失就醫的寶貴時間。

蒼藍鴿醫學急救站

中風辨識口訣——笑笑殭屍會說話

「笑笑殭屍會說話」是臺大醫院－蔡力凱醫師自創的簡易口訣，指導民眾如何簡單快速的辨識患者是否發生腦中風。

● **笑笑：**請患者微笑，觀察是否有一邊嘴角下垂，笑容不對稱的情形。

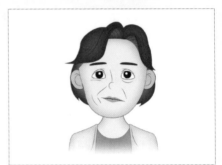

● **殭屍：**請患者像殭屍一般，將雙手向前平舉，觀察患者是否有單側無力，該側手臂無法支撐，而傾斜身體代償的狀況。

● **說話：**請患者說一句話，觀察是否有發音咬字不清，甚至說不出話的情況。

※ 如果有出現上述的任一情況，則患者有 7 成機率已經中風，務必趕緊送醫。

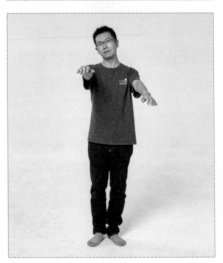

⚫⚫➡ 重大創傷

症狀解說

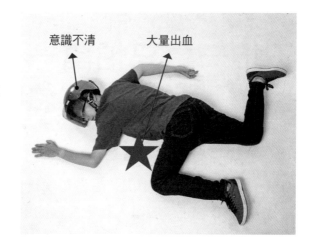

意識不清　　　　　大量出血

● **意識不清：**若是頭部
受到撞擊後意識不清，
可能是外傷造成腦震
盪、甚至有腦出血的
可能，務必趕緊將患
者送醫檢查。

● **大量出血：**血液負責將氧氣與養分供應至全身的細胞。因此若大量
出血，人體重要的器官將得不到充足氧氣與營養的供應。

一般正常情況下，人體的血液約占體重的 7% 左右。亦即一位 70
公斤的人，體內的總血量約莫 5000 ～ 6000 毫升。若是一次性失血
超過 15%（約 750 毫升），則會開始有心跳加速、呼吸喘、神情
焦慮等症狀出現；若一次性出血超過 1 ／ 3（約 1500 ～ 2000 毫升），
則有立即輸血及輸液的需求，否則會有生命危險。

 蒼藍鴿保健一點通

　　在台灣，捐血可以選擇捐 250 毫升或是 500 毫升的全血，唯
500 毫升規定要體重超過 60 公斤的人才得以捐。捐 250 毫升的話，
兩次捐血需間隔至少 2 個月；500 毫升則是 3 個月。無論是 250
毫升或是 500 毫升，皆屬於安全範圍，但捐血前後建議多補充水
分、蛋白質與鐵質，以利於血球的製造再生。

31

不怕一萬只怕萬一： 必學基本急救技巧

　　醫學上，有許多至關重要的急救技巧。今天一位心臟病發的患者路倒在路邊，研究已指出：**患者每晚一分鐘接受 CPR 心肺復甦術，就會失去 10％的存活率**，急救術的的重要性可見一斑。但同時，我們也希望急救術不要是太「實用」的技巧，因需要急救的場面當然是越少越好。想想看，如果學完急救術，這個技能在日常生活中竟然很「實用」的話，只能說這位學員是柯南附身了（笑）。

　　雖然不實用，但只要一生中遇到一次急救場面，本節內容便有了無限的價值。以下會依序介紹 4 個與一般民眾最相關的急救技巧。分別是患者失去呼吸心跳的 CPR 心肺復甦術、噎到時可以使用的哈姆立克法、遇到患者癲癇發作時的處置、以及常見外傷的處理原則。盼讀者看完及（頭腦中）實地演練後，未來碰到相關情景都能適時的伸出援手。您拯救的可能不只是一個人，而是一整個家庭，以及無限的希望。

患者失去呼吸及心跳：CPR 心肺復甦術

　　心肺復甦術顧名思義，就是短暫以人為的方式代替「心臟」以及「肺臟」的功能，並輔助患者心肺功能的恢復。CPR 的口訣隨著急救術的研究成果而不斷更新，已從數十年前的「叫叫 ABC」更改為專業版「叫叫 CABD」以及較簡易的「叫叫 CCC+AED」。

心肺復甦術，簡單來說就是要拯救患者的大腦與心臟。當患者沒有呼吸或脈搏的時候，血液便無法將氧氣送到大腦。一旦大腦缺氧超過 5 分鐘，腦細胞便會開始受損；若大腦缺氧超過 10 分鐘，就會開始造成嚴重且不可逆的腦部傷害。而若心臟缺氧一段時間，一樣會不可逆的失去自主心跳功能。

 蒼藍鴿醫學急救站

AED 自動體外心臟去顫器

AED 是 Automated External Defibrillator 的縮寫，簡單來說就是「全自動的心臟電擊器」。由於 AED 是設計給一般民眾使用，因此操作上十分容易，只需 4 個步驟，您就有機會救人一命：

● **開**：打開 AED 電源，開始聽從語音指示。

● **貼**：將 2 片電擊貼片貼於患者胸口處（貼片的背面有簡單明瞭的位置教學，照著圖示貼即可，為患者胸口的左下及右上方）。

● **插**：將貼片導線與 AED 連接。AED 將會自動分析患者心律，決定是否電擊。分析心律時不要觸碰患者。

● **電**：若機器分析為可電擊心律，則確認患者周遭為淨空狀態，接著依語音指示按下按鈕電擊。若為不可電擊心律，則依語音指示繼續 CPR 流程（C → A → B）。

一句話概括 AED 如何操作：開貼插電，聽從機器語音指示就對了。

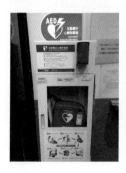 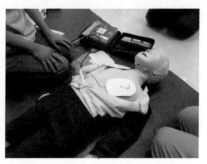

　　而之所以叫「心」「肺」復甦術，即是以「心臟按摩（壓胸）」幫助心臟打出血液，而以「人工呼吸」輔助肺臟換氣。以下詳述：

心肺復甦術專業版－叫叫 CABD

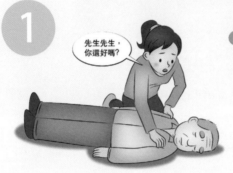

1

先生先生，你還好嗎？

● **叫（檢查呼吸及意識）：**
拍打患者的肩膀，大聲呼喊患者的名子看有無反應。快速查看患者有無正常呼吸，可視胸廓有無起伏，或感受口鼻是否有氣流。

若無意識無呼吸，則進到下一階段

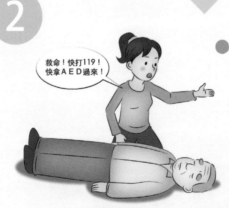

2

救命！快打119！快拿ＡＥＤ過來！

● **叫（求救與請人拿 AED）**
請旁人撥打 119 叫救護車，以及拿自動體外心臟去顫器（簡稱 AED）過來協助。一句話總結就是「請幫我打 119 和拿 AED」。

※ 注意若是只有自己一個人，且為以下情形，請先進行 CPR 流程（CAB）兩分鐘，再行求救：

（1）小於 8 歲兒童 。（2）溺水患者。（3）創傷患者 。
（4）藥物過量。

3

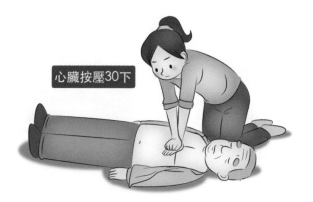

心臟按壓30下

● **C（Circulation）：**

立刻開始心臟按壓。心臟按壓的手勢為一隻手掌交握於另一手掌上，下方手掌掌根置於患者兩乳頭連線中點。按壓時務必將背打直，以上半身的力量按壓，同時記住以下 4 個口訣：

1. **用力壓**：成人按壓深度至少 5 公分。

2. **快快壓**：每分鐘按壓 100 ～ 120 次。

3. **胸回彈**：每次按壓後，胸廓要確實回彈。

4. **莫中斷**：持續按壓至下一個急救步驟。

> 按壓 30 下後，進入下個階段

※ 大家還記得數年前王彩樺有一首很紅的「保庇」嗎？依照歌曲中「保庇~保庇~保庇~保庇~保庇~保庇~保庇~噢~」的頻率按壓，約莫就是每分鐘 100 下，這樣有概念了吧！

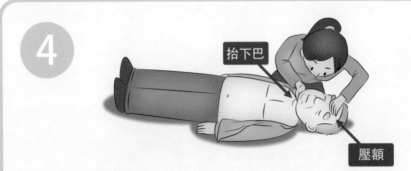

抬下巴

壓額

● **A**（Airway）：

確保呼吸道暢通，最常使用的方法為「壓額抬下巴法」，此動作可減輕患者呼吸道阻塞的情形。若此時發現口中有異物，應小心迅速將異物取出。

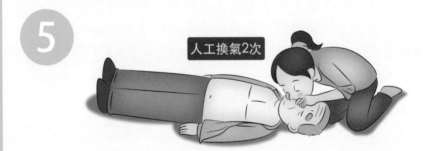

人工換氣2次

● **B**（Breathing）

檢查患者有無呼吸。若無，則以人工吹氣的方式吹 2 口氣，每次吹氣 1 秒鐘。此步驟目的為供應患者氧氣，吹氣時應注意以下事項：

1. **捏住患者鼻子**避免漏氣，再以自身嘴唇密含住患者嘴唇吹氣，吹氣時應見胸廓起伏。

2. **壓胸：吹氣＝ 30：2**。因此吹完兩口氣後馬上繼續下一輪的壓胸吹氣循環，直到自動體外心臟去顫器（AED）或是救護員的到來。

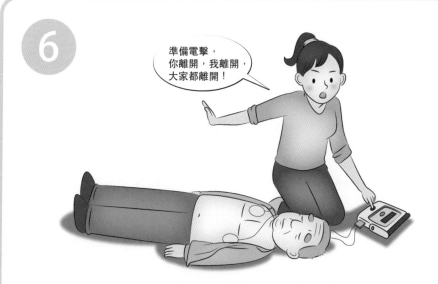

● **D**（Defibrillation）

去顫，也就是電擊心臟，使心臟回復正常心律。

請各位不要看到「電擊」就驚慌，此步驟 AED 機器會自動判斷是否需要電擊。民眾要做的單純是開啟機器，將電擊貼片貼於患者身上，並將貼片導線與機器連接，然後聽從機器指示。

AED 裝設完畢後，機器會自動判讀是否電擊。無論電擊於否，AED 會在動作完成後提醒施救者「電擊完畢，請繼續心肺復甦術」或是「不需電擊，請繼續心肺復甦術」。此時請繼續心肺復甦術的 CAB 壓胸➡吹氣循環，直到專業救護員到來。

※ 不要被電視劇騙了。所謂的「心臟電擊」，並不是把停止跳動的心臟電回來，而是把「不規則亂跳的心臟」電回正常心率！那麼心臟停止要怎麼辦？答案就是Ｃ（心臟按壓）！心臟按壓可以輔助血液重新供給心肌細胞，有機會使心臟恢復跳動。這就是ＣＰＲ順序為何是「ＣＡＢＤ」的原因。

心肺復甦術簡易版－叫叫 CCC+AED

對於許多民眾而言，遇到陌生人時要給予口對口的人工呼吸，實有一定的心理障礙需要克服。也因此，較簡易的 CPR 口訣在近幾年也被大力提倡，亦即「叫叫 CCC+AED」。

簡易版本的 CPR 口訣將較為繁複的檢查呼吸道（A）以及口對口人工呼吸（B）省略掉，全部以心臟按壓（CCC，Compression + Compression + Compression ！）取代，以減輕民眾因為畏懼幫患者人工呼吸，而不願出手相救的心理負擔。

在這個版本中，民眾於確定患者無意識無呼吸、以及請人打 119 求救並幫忙拿 AED 後，即開始不間斷的施行心臟按壓，直到 AED 或是專業救護人員的到來。有人可能會有疑問：沒有人工呼吸，CPR 還有意義嗎？答案是有的。即使沒有人工呼吸，患者本身血液的含氧量仍得以支撐大腦以及心肌細胞一小段時間。

簡而言之，遇到路倒、無意識無呼吸的病人，若您對 CABD 流程不熟悉，可選擇不間斷的心臟按壓即可，不需實行檢查呼吸道及人工呼吸的步驟。當然若是您受過訓練，得以施展完整的 CABD 流程的話，自然是再好不過，患者的存活率也會再進一步提升。

 蒼藍鴿保健一點通

有些人可能對「人工呼吸」這步驟感到疑慮，想說我們呼出的氣體不是二氧化碳嗎？為何能夠供給患者氧氣呢？事實上人類呼出的氣體雖然二氧化碳的濃度較空氣中高，但仍含有一定量的氧氣，足以協助路倒患者撐過無法換氣的危險期。

被食物噎到怎麼辦？
速學哈姆立克法（Heimlich Maneuver）

　　哈姆立克是美國的一位外科醫生，他於 1974 年發明此種急救術，挽救了許多呼吸道阻塞（白話一點就是「噎到」）患者的性命。值得注意的是，哈姆立克法的使用時機是當患者呼吸道「完全阻塞」時，亦即患者完全發不出聲音的時候，以下詳細說明：

哈姆立克法（Heimlich Maneuver）

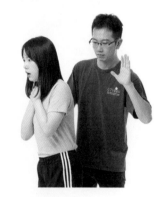

勿拍打背部 ✕

不可喝水 ✕

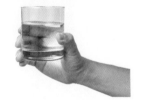

● 患者表現出被食物噎到時（通常會將雙手放在喉嚨前方，表情痛苦），請立即詢問「你是不是被噎到了？」，當下有可能出現兩種情形：

狀況 1：若患者還能發出聲音回答，代表呼吸道尚未完全被阻塞。此時鼓勵患者用力咳嗽，並立即撥打 119 求助。記得切勿拍打患者的背部，亦不可給患者喝水，如此皆可能使異物掉落至更深的位置。

狀況 2: 若患者無法發出聲音;或是**上述** 1 的情形經過用力咳嗽後,反而變為無法出聲,則代表呼吸道已完全阻塞。此時趕緊撥打 119 求救,並進入下一個階段。

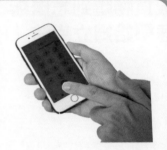

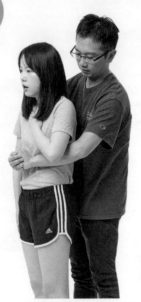

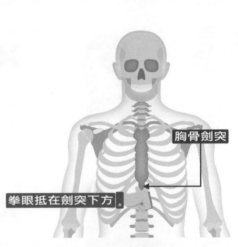

胸骨劍突

拳眼抵在劍突下方。

● 至病人後方,雙手環繞患者,一手握拳,以大拇指與食指形成的拳眼抵住患者胸骨劍突下方的位置(約為肚臍上方);另一手以掌心包覆住該拳頭。兩手同時迅速朝患者後上方推擠,可重複數次,直到異物吐出或是患者失去意識。

● 若患者最終失去意識而癱倒在施救者身上,則趕緊進入下一個步驟。

＊若患者過度肥胖或為懷孕後期的孕婦,以上的施力位置可能不適合,此時可將施力點往上調整至胸骨下半部的位置。

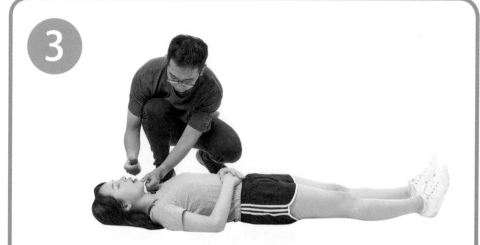

③

- 小心讓患者平躺，並進入上個部分提到的心肺復甦術ＣＡＢＤ流程（或是簡易版的ＣＣＣ）。

- 若在壓胸的過程中看見口中有異物出現，則可嘗試用手指移除。

Q：若是自己被噎到，而身旁沒有其他人可以幫忙的話，怎麼辦呢？

A：一樣先試試是否還可以自行呼吸及發出聲音。如果可以，則先嘗試用力咳嗽將異物咳出；如果不行，則可以使用椅背頂住自身胸骨劍突下方，並向前施力數次，模仿他人在幫自己施行哈姆立克法。

41

患者全身不停抽搐：癲癇大發作的處理

癲癇大發作為大腦不正常的放電，產生了全身（包含軀幹及四肢）不停抽搐的症狀。此外還會伴隨牙關緊閉、翻白眼、口吐白沫等駭人的表現。如果不知道「癲癇」這個疾病，還可能以為患者是不是中邪了。一般而言，大多數癲癇患者都可以靠著口服抗癲癇藥控制得不錯，但仍有少數新發生的個案，或是藥物服用不當的患者，可能會需要民眾適時伸出援手。其實癲癇發作的處置相對單純，只要掌握基本概念，便可以給予患者非常大的幫忙。

出現「癲癇重積狀態」務必趕緊送醫

一般而言，癲癇的抽搐會在數十秒至數分鐘內自動結束，且患者會在一段「發作後不清醒期」後悠然醒轉，基本上不會有什麼後遺症的發生。然而，若為以下兩種情況，則可能為非常緊急的「癲癇重積狀態」：

1. 抽搐的時間超過 5 分鐘。	2. 抽搐結束，患者尚未完全清醒時，再度發生抽搐。

以上兩種嚴重的癲癇狀況，若未及時送醫治療，極有可能對大腦細胞造成不可逆的損傷，更嚴重甚至會導致死亡，因此要特別當心！

通常患者對於整個癲癇的發作是沒有記憶的。因為癲癇是大腦不正常放電的過程，因此自然也干擾了腦中記憶的形成。

癲癇大發作的處理

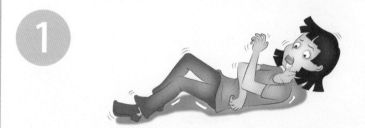

● 典型癲癇大發作的症狀包含：兩側手腳對稱式的抽搐、眼神上吊、口吐白沫、對於呼喚沒有反應等。

● 看見此情景切勿慌張。此時不必約束患者的動作，只需將患者周圍的障礙物移開，以避免手腳抽搐時撞傷。若對癲癇的判斷與處置不甚確定，亦可打 119 求助。

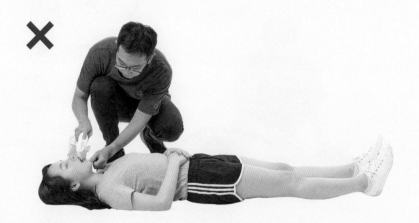

● 切勿聽信坊間傳言，將身旁物品（毛巾等）塞入患者嘴裡。其一是因為咬到舌頭往往是癲癇剛發作時就已經造成，且出血量有限，並不會造成生命危險；其二是若往嘴裡塞東西，患者會有牙齒斷裂、噎到，甚至窒息的可能，反而更加危險。

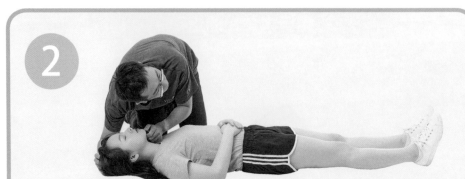

2

● 通常手腳抽搐會在數十秒或數分鐘內即停止。抽搐停止後，患者會有約 5 ～ 30 分鐘的「發作後不清醒期」。此時對於拍打及呼喚仍無適當反應。此時一樣不要緊張。只需確認患者呼吸狀況（探查患者口鼻氣流、以及視其胸部有無起伏）。

3

⬇ 復甦姿勢

蒼藍鴿影音大補帖

癲癇大發作的處置
影音示範

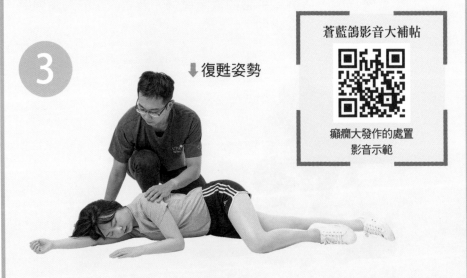

● 接著使患者側躺，並呈現復甦姿勢，如此可避免呼吸道被口鼻分泌物阻塞。

● 數分鐘後患者醒轉，可詢問是否有哪裡特別不舒服（常見發作時倒下撞到頭，導致頭痛），並視情況陪同就醫。

常見外傷處理原則

　　以下會提到三個最基本重要（卻許多人搞不清楚的）外傷處理原則。雖然這些處置的急迫性沒有以上內容那麼高，但以實用性來說卻是大勝數十倍！想想看，運氣好的話你可能一輩子都碰不上路倒的患者，但光是外傷中的「拉傷、扭傷」，相信各位小時候就有豐富的經驗了吧！究竟常見的外傷，要怎麼處置才是最適當的呢？

扭傷／拉傷怎麼辦？冰敷還是熱敷？

　　冰敷或熱敷，是許多民眾永遠搞不清楚的課題。在此就直接破題切入重點：

急性期的扭傷／拉傷，先冰敷還是熱敷？

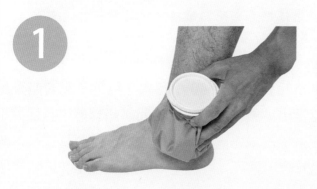

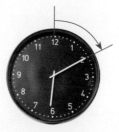

▲ 冰敷 10 分鐘，
休息 20 分鐘。

● **先冰敷**：冰敷可以讓血管收縮，進而消腫止痛。但若血管長時間持續收縮，會使得血流帶入傷處的修補因子減少，反而可能拖延復原的時程。

※ 因此冰敷只建議於扭傷／拉傷的急性期使用。

※ 一般的做法是腫脹疼痛時冰敷 10 分鐘，接著移開休息 20 分鐘，再重複動作。

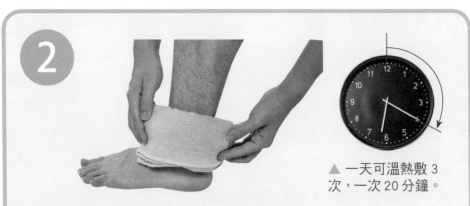

▲ 一天可溫熱敷 3 次，一次 20 分鐘。

● **後溫熱敷：**溫熱敷的目的是要使血管擴張，以促進局部的血液循環。豐富的血液循環能夠為患處帶入修補因子，並促進正常的發炎反應以及恢復。也因此，溫熱敷才是加快扭傷／拉傷復原的主要手段。

※ 建議一天可溫熱敷 3 次，一次 20 分鐘，且溫度不宜過高。

※ 值得注意的是，若急性期患處明顯腫痛，會建議先不要熱敷，以免患處腫脹得更屬害，反而壓迫到血液的流動。

　　一般而言，**急性期意指在受傷後 48 小時內。但近年來有越來越多研究及權威學者表述指出，急性期的冰敷時間越短越好，且最好不要超過 6 個小時。**會有這樣的論述，主要還是擔心冰敷會延緩恢復的問題。若是傷處疼痛已減緩，就可以考慮進入溫熱敷階段了。

　　一句話小結，就是「急性期先冰敷，之後溫熱敷，並注意冰敷的期間不宜過長。」急性期過後便可以讓患處適度承重與復健，以患處不疼痛為原則，如此皆能加速患處的恢復。若為中重度的受傷，可能合併韌帶撕裂或骨折，務必尋求專業醫療的協助。

蒼藍鴿影音大補帖

扭傷的處置－大部分的人都做錯了！

傷口怎麼換藥？優碘還是生理食鹽水？人工皮是什麼？

有別於剛剛提及的扭傷與拉傷，大部分的外傷都會有皮膚表層的傷口，例如擦傷、割傷、燙傷、撕裂傷等等。隨著醫學的進步，傷口處的清潔與換藥方式也漸漸的變革。昔日的雙氧水、紅藥水、紫藥水等已漸漸被淘汰，無菌生理食鹽水這個看似基本的醫材，反而扮演了越來越重要的角色。

不嚴重的傷口，可用簡單的方法進行清潔換藥

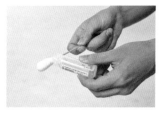 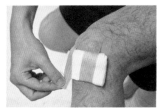

❶ 以無菌棉棒沾取無菌生理食鹽水清洗傷口。

❷ 以無菌紗布覆蓋。

（若紗布沒有被組織液滲濕，則 2～3 天換一次即可，太頻繁的換藥反而會使得傷口不易癒合。）

情況較為複雜，加入消毒殺菌的步驟

例如「犁田」這種較為髒汙的傷口，則可以看狀況加入消毒殺菌的步驟。做法如下：

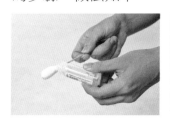 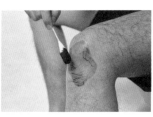 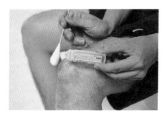

❶ 以無菌棉棒沾取無菌生理食鹽水清洗傷口。

❷ 以優碘消毒傷口，等待至少 30 秒。

❸ 使用無菌生理食鹽水將優碘沖洗掉。

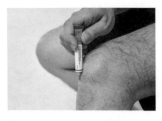
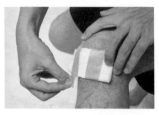

④ 塗上抗生素藥膏。　⑤ 以無菌紗布覆蓋。

沖洗掉優碘的步驟

　　沖洗掉優碘的這個步驟十分關鍵，因為**優碘長時間留在皮膚上，容易造成色素沉著**，簡單來說就是傷口處皮膚會反黑。**如果想要避掉這個困擾，則可以使用另一種消毒醫材：Chlorhexidine 溶液（常見商品名為「克菌寧」）**，此種消毒液也可於藥局經藥師指示後購入。因此步驟就可以簡化為：

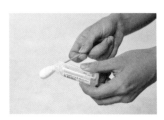
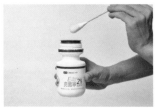
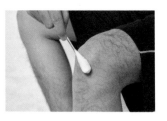

❶ 以無菌棉棒沾取無菌生理食鹽水清洗傷口。　❷ 取消毒棉棒沾取適量的 Chlorhexidine 溶液。　❸ 以 Chlorhexidine 溶液消毒傷口。

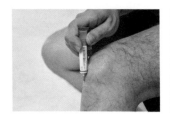
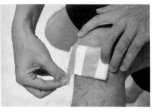

❶ 塗上抗生素藥膏。　❷ 以無菌紗布覆蓋。

如果家裡沒有優碘或是 Chlorhexidine 溶液怎麼辦？別慌張，**使用更多的無菌生理食鹽水溶液沖洗傷口，一樣能有效減少細菌量**。說來說去大家就會發現，無菌生理食鹽水扮演著最重要的角色。

當然以上情況都是針對較輕微的外傷傷口。若是傷口有一定深度而較難止血，則會需要至醫療院所進行縫合的動作，之後再依醫護人員的指示回家換藥，方式基本上也不出以上幾種做法。

※ 注意文中所說的是「優碘」而非「碘酒」。碘酒因含有酒精，對於傷口的刺激性較大，因此近年來已漸漸被成分較為單純，效果卻仍顯著的「優碘」取代。

 蒼藍鴿用藥補給站

新一代外傷醫材：
人工皮、美容膠帶與除疤產品

近幾年隨著醫學進步，外傷敷料的革新也是民眾有目共睹。除了紗布，也越來越多人會選擇人工皮促進傷口癒合，以及使用除疤產品減少疤痕產生。不同的產品使用方式略有不同，以下提供簡介與大方向供讀者參考：

● **人工皮**：人工皮的目的在於保持傷口的濕潤，因此可以加快癒合的速度。此外也可以吸收適量組織液，並隔絕皮膚表面的細菌。但人工皮不適用於大型傷口、深度傷口、感染性傷口（有黃綠色惡臭分泌物）、以及不平整的傷口，此時紗布才是較佳的選擇。

蒼藍鴿用藥補給站

● **美容膠帶：**手術後患者常用的美容膠帶，主要目的是支撐傷口，防止傷口裂開並促進癒合，對於美化疤痕也有一定的效果。

美容膠帶貼的方向需與傷口垂直，可從傷口的正中間先貼一條，然後向外一條一條貼滿。如果傷口有些微分泌物，則膠帶間可適度留下空隙輔助分泌物排出。

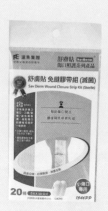

● **除疤產品：**此類商品有除疤藥膏（凝膠）、矽膠貼片等。這類產品的使用時機是在傷口剛癒合時（結痂脫落呈粉紅色）開始使用，才有最佳的效果。

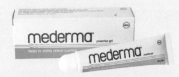 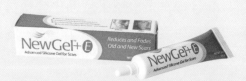

※ 簡單來說，傷口未癒合時使用人工皮、美容膠帶，癒合後使用除疤產品。

Q：受傷後為什麼要打破傷風疫苗？

A：「破傷風桿菌」是一種潛藏在土壤、排泄物、或生鏽物質中的細菌，常透過外傷而感染人體。感染的潛伏期約為 3 ～ 21 天，典型症狀包括腹部僵硬、肌肉痙攣、「角弓反張」的姿勢，以及表情出現「痙笑」的特徵，常伴隨強烈肌肉收縮引起的疼痛。

破傷風最好的預防方法為疫苗注射。台灣民眾於小時候基本上都打過相關疫苗，也會有一定的保護力。但由於抗體量隨著時間逐漸下降，因此若有相關外傷史，加上最後一劑破傷風疫苗接種至今已超過五年的話，醫師仍會視情形幫患者接種疫苗，激發體內的免疫力以避免感染。

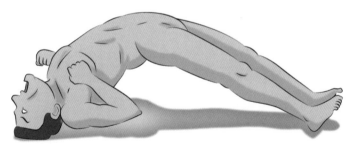

▲「角弓反張」的姿勢。

※角弓反張是因為神經肌肉系統受到病原體毒素刺激，患者會出現全身肌肉的強烈收縮，典型表現有背部反折、上肢屈曲及下肢僵直，整體呈現半圓形的弓狀，相當駭人。角弓反張對於身體的危害相當大，必須儘快接受診療醫治。好在因破傷風疫苗的全面施打，近年來如此駭人的疾病已不多見。

scene **1.3**

來到醫院，不可不知的潛規則！

「醫院」是較大型的醫療院所。與坊間的診所比起來，最大的差距應屬急診室以及病房的存在。然而許多患者並不知道院內的標準作業流程，而以「看診所」的認知看待醫院的收治程序，著實造成許多的誤會以及不愉快。因此本小節筆者將以親身經歷，與讀者們分享在醫院各個角落的所見所感。並以自身經驗提出建議，讓讀者們有朝一日需要至醫院就診時，能更加了解醫院的整體運作，也能做好萬全的準備，與醫護合作無間共創雙贏。

急診不是先到先看：急診的就醫分級制度

醫院的急診室基本上皆為 24 小時開放，以符合患者「緊急醫療」的需求。注意囉！急診的「急」是英文的「Emergency」，意思是「緊急」而非「患者很急」！

在急診常常發生這樣的情境：有患者於急診久等不耐，情緒失控對著醫護人員大吼：「讓病人等這麼久，算什麼急診！」此話一出便知又是一位誤解「急診」的民眾，一般民眾對急診真的有很大的誤會。

「急診」是處理「緊急患者」的地方，也因此看診順序是依照病情嚴重度，而非來到急診掛號的先後順序！那麼，是誰決定患者的病情嚴重度呢？答案就是急診的「檢傷醫護人員」。檢傷人員會根據患者的生命徵象、主訴、臨床表現等進行檢傷分類，給予患者嚴重度的分級，簡述如下：

分級級數	類別	說明
第一級	復甦急救 等候參考時間：立即處理	病況危急，需立即介入搶救。
第二級	危急 等候參考時間：10 分鐘	潛在性危急生命的狀況，需盡速處理。
第三級	緊急 等候參考時間：30 分鐘	病情有急速惡化的可能，且疾病影響到患者的日常生活，需趕快進一步處置。
第四級	次緊急 等候參考時間：60 分鐘	病況可能為慢性疾患相關的急性發作，使患者感到突發性的不適，需在 1～2 小時內處理避免惡化。
第五級	非緊急 等候參考時間：120 分鐘	病情並非緊急狀況。建議轉介至相關科別門診，做後續鑑別診斷及處置。

也因此，**每位來到急診的患者，在經檢傷醫護人員的評估後，便會被判定一個檢傷分級，級數越嚴重的越優先看診。**

也因此，如果今天患者 A 純粹是因為離大醫院急診比較近，而跑去看小感冒的話，很可能被檢傷醫護人員判定為第四級或第五級。此時即使其他病患來急診掛號的時間較患者 A 晚，只要這些病患的檢傷分類為第一級至第三級，看診順位就會比患者 A 還要前面。簡而言之，去急診要有這樣的心理建設：「大病不用等，小病等到天荒地老。」所以若非突發性的嚴重不舒服、或是之前講述的急症相關症狀的話，還是建議隔天再至門診就醫即可，如此也可將有限的資源留給最需要的人。

什麼！你們調不到其他醫院的資料！？

患者來到醫院急診室或是門診之前，往往已在其他醫療院所就醫及做過相關檢查，但因病況較為棘手因此轉介而來。然而，許多患者就診之時，往往未將之前醫師所開立的藥、以及做過的檢查結果一併帶來。如此不但之前醫師的努力結果未被確實傳遞，也可能拖延到正確診斷及治療的時間。

這時患者就會問醫生：「你們醫療院所間難道資訊沒有互通嗎？」這個問題就有點尷尬了，可以說有，也可以說沒有，總之就是沒有「完全」互通。以下舉例：

沒有互通的資訊：

● **病歷**：每家醫療院所的病歷系統皆不同，因此完全無法互相流通。A 醫院針對患者詳細的病情紀錄以及最後的診斷，B 醫院毫不知情。因此當患者從 A 醫院轉至 B 醫院求診時，B 醫院的醫護人員必須再從頭到尾重新詢問及記錄。

● **檢驗影像與報告**：患者可能在 A 醫院做過了抽血、超音波、電腦斷層等檢查，這些檢查報告與影像檔一樣沒有互通！如果沒有帶著報告而直接到了 B 醫院，較基礎的檢查（例如抽血、超音波等）可能會需要重做，而較高階的影像檢查（例如電腦斷層、核磁共振）因為健保規定的關係，只能請患者或家屬回原本的醫院索取報告以及影像檔，如此一去一回常會消耗許多時間。另外，雖然新一代的健保雲端系統可開始查詢到外院高階檢查的文字報告，但因為沒有影像檔案的關係，可提供的資訊十分有限。

有互通的資訊：

● **處方藥物**：若患者有簽署「雲端藥歷同意書」，則各醫療院所可以憑藉著病患的健保卡，查詢到近期患者被開立的處方藥物。話雖如此，「雲端藥歷」的系統往往需花費不少時間登入，還要搭配健保卡讀卡機等專業設備才得以使用。因此在常常人滿為患的門診或急診，此功能並非那麼方便被使用。

　　診斷一個較棘手的疾病時，就好似名偵探在推理的過程，而其中參與的醫師都是各顯一方的偵探。今天兇手可能是甲、乙、丙其中一

Q：更換醫療院所時，該怎麼做最好？

　　A：看完以上整理就會了解，目前唯一在醫療院所間有流通的雲端資料，就只有患者近期的處方藥物以及高階檢查文字報告。但由於系統設計及功能未齊全的關係，這兩項雲端查詢的功能往往有非常大的限制。也因此，在政府將這套系統升級到完整之前，建議您在更換醫療院所時，可以事先申請以下資料：

● 跟前一位醫師確認目前可能的診斷、開立的藥物、以及使用藥物後的效果（改善、惡化、或是維持平平）。

● 向前一個醫療院所申請所有的檢查報告及影像檔案。

● 如果在前一個醫療院所有住院的話，向其申請病歷摘要。

　　有了以上完整的資料，相信至另一個醫療院所求診時，醫師將會更明瞭目前的狀況，並得以更迅速的判斷及治療。

人，醫師Ａ針對甲做了相關的證據查驗（做了檢查），判定了甲沒有嫌疑。雖然沒有抓出真正的兇手，卻也給了後面醫師更多的資訊，以利於其在乙、丙之中抓出真正的犯人。這也是為何醫療資訊流通如此重要的原因。

可以住院嗎？怎麼可能沒有床位！

患者來到醫院急診，若病情較嚴重而需要進一步的觀察、檢查，或是有使用針劑藥物治療等需求，醫師便會安排病患等床住院。沒有錯，住院往往也是要等的，先說個親身經歷的故事給大家聽聽：

之前某一次跟著救護車跑緊急救護的時候，儘管消防員不斷跟車禍傷者的家屬強調：「附近的馬偕已經人滿為患了，依你們的狀況會需要住院，不建議送去馬偕，不然住院可能會等很久！」但家屬還是堅持：「以前都在馬偕看，我一定要送到馬偕！」最後救護人員也不得不從。

這個案例其實是許多民眾的寫照：看病喜歡往大醫院擠，連叫救護車時也強烈指定要送往醫學中心。到了醫學中心開始抱怨在急診室等床住院等太久，詢問要不要轉往鄰近的區域醫院直接住院，又遭到患者或家屬拒絕（所以有時覺得就醫民眾的許多抱怨，好像都是自己選擇出來的）。

不過話說回來，會造成這種現象的根本原因，還是在於分級醫療不確實（詳見第 196 頁）。在醫療可近性如此高的台灣，前往區域醫院與大型醫學中心的距離差不多，醫療費用又沒有顯著差異的情況下，難怪大部分患者都往醫學中心跑。

由於病床有限，等待住院的人又太多，造成眾多醫學中心急診壅

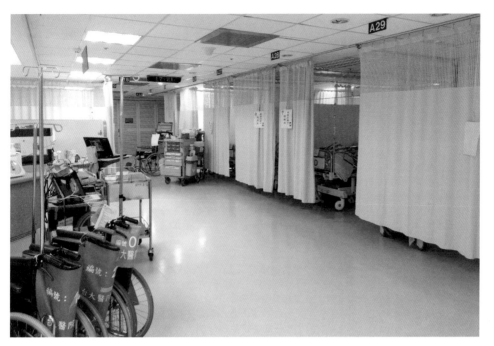

▲ 敝院急診暫留區。此區域近百名病患，皆為等待住院的患者。

塞，許多患者被迫留在「急診暫留區」觀察與治療，也難怪急診有「醫院野戰區域」的稱號。若非太複雜棘手的病情，只能在醫學中心治療的話，此時將患者轉院至鄰近的合作醫院直接入病房診治，很大機會能獲得更好的醫療品質與休息環境，何樂而不為呢？

檢查／治療同意書的簽署

　　無論是急診或是住院，行政流程上都會需要患者或家屬簽署「治療／住院同意書」，確保患者了解在醫院所需注意及配合的事項，以及明瞭自己的治療方向及目標。

　　而較具侵入性的檢查與治療，也會有相應的同意書給了病患填寫。同意書上會詳細記載檢查的適應症、檢查步驟說明、可獲得的好處、可能風險、替代方案、其他疑問、以及最後的同意簽署欄位等等。以下舉常見的「電腦斷層同意書」給讀者參考：

57

編號：㉒　　　　　　**電腦斷層攝影檢查說明書**

醫療處置之適應症及作法：

適應症： 經臨床醫師評估，認為需要接受影像學檢查之病患。

※一般注意事項：

＊到院檢查時請依應到時間辦理報到並依序檢查，檢查前的準備工作依檢查部位不同，並請**禮讓住院及急診病人。**

＊請在所安排的檢查時間攜帶預約通知單、檢查同意書、身分證及健保卡報到。

＊如有疑問，請於上班日 9:00-17:00 間與檢查單位（東址 02-23562301，西址 02-23562636）聯絡。

※特殊注意事項：

1. 預計注射顯影劑者，檢查前請禁食四小時以上，可服用平日藥物(例如高血壓及心臟病藥物)，但糖尿病藥物暫停服用，糖尿病人可食糖果，避免血糖過低。
2. 受檢當日請穿**無金屬之服裝**，並移除金屬飾品，以減少金屬干擾影像。
3. 此檢查具游離輻射，有懷孕可能之病患請注意。體弱不適或需施打顯影劑者需有家屬陪伴。
4. 請於檢查後七天，自行約掛門診或依醫師原預約門診時間看檢查結果。
5. 預計注射顯影劑者須有三個月內之血清肌酸酐(Creatinine)值，請務必於受檢前三個月內完成抽血檢查。不便至本院檢驗者，可攜帶三個月內其他醫院或醫事檢驗機構之血清肌酸酐(Creatinine)正式報告於受檢當天供參考。住院及急診病患，若依醫師判斷可能有短期或急性腎功能變化者，建議於檢查前三日內再次確認血清肌酸酐值。
6. 預計注射顯影劑者，請明確告知開立檢查之醫師以及電腦斷層攝影檢查之工作人員下列病史：腎功能不良、甲狀腺亢進、嗜鉻細胞瘤、重症肌無力、藥物及顯影劑過敏史。

醫療處置效益： 提供臨床醫師評估病程之所需。在病患可配合之情況下，失敗率小於 1%，依照檢查部位及方式不同可能有些微差異。

醫療處置風險：

※顯影劑之可能不良作用：

1. 輕微藥物不良反應包含溫熱感覺、噁心嘔吐、頭暈、打噴嚏，通常短時間內會消退。具過敏性體質者，可能會發生如皮膚疹、蕁麻疹、寒顫等症狀。嚴重過敏反應包括喉頭水腫、氣喘、血壓降低、心肺衰竭休克及猝死等（發生率約十萬分之一）。每次注射顯影劑產生的不良反應程度不同。若有過敏史，請務必告知醫師您的過敏反應及藥物種類。
2. 少數病人會有靜脈腫痛，請勿熱敷；若有不適情形，請回原檢查室或掛急診處理。
3. 患有甲狀腺亢進、嗜鉻細胞瘤、重症肌無力等患者若注射顯影劑，可能加劇疾病嚴重度。請告知醫師，必要時採取預防措施。
4. 針對**腎臟功能不良**，血清肌酸酐數值接近或等於 2.0mg/dL，但未洗腎之受檢者，若無特別限制水分之臨床需求，建議成人於受檢前 12 小時開始以每小時 100 毫升之速率緩慢補充水份，並持續至檢查後 12 小時，(此部分不受檢查前禁食之限制)。**血清肌酸酐數值大於 2.0mg/dL 者**，注射顯影劑會增加短期或終身洗腎之風險。
5. 對於腎功能不良之病患，建議在執行顯影劑的檢查或治療前應停止使用降血糖藥物 metformin 達 48 小時，並且注射完顯影劑後 48 小時確認腎功能良好，才能再次開始使用，以避免乳酸血症，對於是否需要停藥，請與您的臨床醫師確認。
6. 少數病人，會於開始施打顯影劑後，產生顯影劑滲漏至皮下組織或肌肉 (機率約 0.7%)，而致產生局部紅腫、疼痛之現象。皮下腫痛多數會在數日後隨顯影劑吸收而慢慢消失，僅有少數人出現後續嚴重發炎、潰瘍、及局部神經壓迫反應，而需接受住院觀察、外科處置或植皮。顯影劑滲漏之危險因素包含：意識不清、躁動、皮膚水腫、血管細小等。

（電腦斷層攝影檢查說明書承上頁）

7. 施打顯影劑後，應避免於 24 小時內接受血液檢驗，以免干擾檢驗結果。若您有預定計劃要接受甲狀腺放射同位素治療，請避免於治療前 2 個月內施打含碘顯影劑，以免降低治療效果。此外，哺乳期婦女施打含碘顯影劑後，仍可繼續哺乳。

※游離輻射之可能不良作用多為機率效應，可向電腦斷層攝影檢查之工作人員索取說明書（KM 系統/知識館/醫療支援單位/影像醫學部/說明暨同意書/電腦斷層常見疑問說明.doc）

替代方案：

影像學方面： 按部位及病灶特性，可能改以磁振掃描，超音波，正子攝影…等檢查替代，請與您的臨床醫師討論。

顯影劑方面： 所有施行顯影電腦斷層之受檢者，均使用非離子性顯影劑，其費用由健保給付。接受自費電腦斷層之受檢者，檢查費用僅包含離子性顯影劑，但可自費使用非離子性顯影劑，不良反應通常較輕微。

醫師補充說明/病人提出之疑問及解釋：（如無，請填寫無）

說明醫師：　　　　　　　　　　　（簽章）

日期：西元　　　　　　年　　　　　月　　　　　日

電腦斷層攝影檢查同意書

病人：＿＿＿＿＿＿＿，出生於西元＿＿＿＿年＿＿＿＿月＿＿＿＿日，因患＿＿＿＿＿＿＿＿＿，需接受**電腦斷層攝影檢查**。立同意書人已經與醫師討論過接受這個手術或醫療處置的效益、風險及替代方案，對醫師的說明都已充分了解且同意由貴院施行該項術式或醫療處置。

立同意書人：　　　　　　　　　（簽章）　身分證字號：

與病人之關係（請圈選）：本人、配偶、父、母、兒、女、其他：＿＿＿＿＿

住址：　　　　　　　　　　　　　電話：

日期：西元　　　　　　年　　　　　月　　　　　日

(1.如由病人、親屬或關係人簽署本同意書，則無需見證，見證人部分得免填。2.若意識清楚，但無法親自簽具者且無親屬或關係人在場，得以按指印代替簽名，惟應有二名見證人。3.若病人意識不清且無親屬或關係人在場，醫療緊急情況得由 2 名合格醫師在病歷上證明需檢查或治療即可。)

見證人1：　　　　　　　　　（簽章）　見證人2：　　　　　　　　　　　（簽章）

見證人1身份證字號：　　　　　　　　　見證人2身份證字號：

日期：西元　　　　　　年　　　　　月　　　　　日

來到醫院，不可不知的潛規則！

59

Q：填寫任何同意書，要注意哪些細節？

A：● 確實搞懂同意書上所載內容，有任何疑問務必請教照顧您的醫護人員。

● 所有侵入性檢查或治療都必須經過患者的知情同意才能施行，以維護病患的權益。

● 較為重大的處置或手術同意書會有正副本，患者自己也會留存一份。

● 若為「自費同意書」，務必確認每一筆自費的金額以及最後的總額度。自費項目需經患者的同意才得以使用。

● 醫院在為患者進行侵入性的檢查與治療時，通常會要求患者需有家屬陪同，若無家屬則需另外簽署「無家屬切結書」。

● 若女性有懷孕之可能，則有輻射暴露的檢查（如 X 光、電腦斷層）需確認患者無懷孕，或檢查的好處顯著大於壞處才得以施行。

 蒼藍鴿醫學急救站

　　許多侵入性的檢查與治療都會有相應的好處與可能的風險。患者常會過度執著於風險上而顯得非常焦慮，但這時要考慮的重點應為檢查或治療的好處有沒有大於風險，白話文就是是否利大於弊？如果利大於弊便有做的價值。

待了那麼久，怎麼都沒有醫師來看我！

容我使用這個副標題來為醫院中的女性醫師們發聲（認真臉）。

在醫院有個非常特殊的性別文化：明明都是穿著白袍的醫師，男醫師就會被稱呼為「醫師」，而女醫師反而常被稱之為「小姐」。原因單純是因為許多患者看到女性的面孔，便直覺將他們當成護理人員而非醫師。只能說性別刻板印象仍然確確實實存在於這個社會，更是在醫病互動裡嶄露無遺。

曾有一位女醫師同事分享了這樣的故事：一日某位患者因嚴重細菌感染，導致生命徵象不穩定。那位女同事為此疲於奔命，除了做了適當的急救處置將患者從鬼門關前拉回來，更是不斷的探視患者，檢查其意識及恢復情形。沒想到下班前最後一次巡視患者時，卻聽到家屬破口大罵：「這間醫院真是爛！我爸爸今天從鬼門關前走一遭，結果竟然沒有醫生來看他！」試問如果你是這位女醫師，你會多心寒？

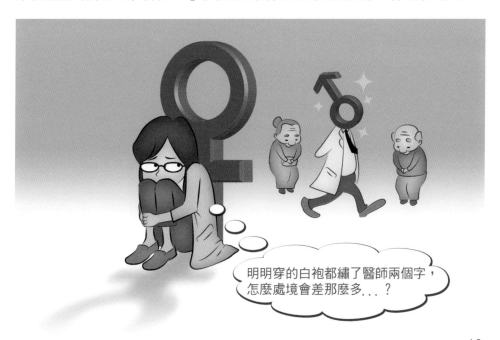

明明穿的白袍都繡了醫師兩個字，
怎麼處境會差那麼多...？

想跟保險公司申請住院保險金，該注意什麼？

醫療費用往往是一筆突發且沒有預期的支出，此時若有購買醫療相關的保險商品，便得以派上用場。對於保險產品，無論是門診、急診給付、手術給付或是住院給付，保險公司決定要不要給付的標準，基本上是根據醫師開的診斷書所做的判定。診斷書上提到的診斷病名、治療過程與住院天數，通常就是決定此次醫療行為是否可以給付的關鍵因素。

說到這裡，很多人可能會覺得說，那就請醫師於診斷書寫上一個確定可以給付的診斷就好了。但是很不幸的，筆者想強調的正好相反，那就是請大家尊重醫師的判斷，不要胡亂要求醫師更改既定的診斷書內容。

診斷書是一份具有法律效力的文件，醫師要對每一份自己署名過的診斷書負責。反過來說就是，只要診斷書上寫的內容不符事實（無論醫師是筆誤、出自於好心、還是圖謀不軌），一旦東窗事發，醫師就要面對法律的制裁，更甚者上報上新聞而身敗名裂的例子皆有。我想大部分醫師都不願承擔這個風險。

當然診斷書上的部分內容還是有跟醫師討論的空間。例如若疾病需要復原休養，便可以請醫師將「宜休養3天」等字眼加上去，如此向公司請假時較不會被刁難，相信醫師們也都很樂意幫這個忙。但是明明是A疾病，卻要求醫師寫成B疾病以申請保險；或是明明已恢復得差不多，卻要求醫師於診斷書上註明需長時間休養，如此不合理的要求實在萬萬不可。

國立〇〇大學醫學院附設醫院
總院區
診 斷 證 明 書
CERTIFICATE

診字第　　　　　號

姓　　　名		出生日期	民國　年　月　日			
身分證字號		病歷號碼			性別	男
地　　　址						

診斷病名	惡性B細胞淋巴瘤併腦部轉移 -- 以下空白 --
醫生囑言	病患因上述原因，於2018年04月27日至本院住院治療，於同日接受標靶藥物注射治療，於2018年04月28日接受全身性靜脈注射化學藥物治療，於2018年05月03日出院，宜於門診持續追蹤治療。 -- 以下空白 --

診斷證明書專用章	以上病人經本院醫師診斷屬實 特 予 證 明 內科部　原診治醫師： 代填發醫師簽章： 醫師證書字號： 開具證明日期：2018年　月　日 印製證明日期：2018年　月　日

※ 診斷書描述的內容皆屬於客觀事實。

醫療知識不對等，導致這些誤會經常發生！

　　一般民眾並沒有接受過專業的醫學訓練，因此當治療結果不盡令人滿意，或是發生某些意料之外的事件（例如得到某疾病、產生併發症等等）時，民眾往往想要尋求一個明顯可見的原因，試圖來解釋這件意外的發生。但因為缺乏相關背景知識的關係，導致錯誤的歸因屢見不鮮。這樣的錯誤歸因常常指向前一位醫師、或是之前的治療與處置上，徒然造成醫病關係緊張，同時對於患者病情卻沒有任何幫助。

　　看到這裡，或許有人會泛起一陣疑惑，想說筆者這樣說，應該只是想幫醫師撇清相關責任吧？別急，以下我就用 4 個臨床上常見的例子，為大家指出如此的「錯誤歸因」究竟錯誤在哪？真正的關鍵原因又該如何尋覓？透過這幾個案例，相信往後遇到類似的事情，大家都能用更理性且合乎邏輯的方式思索，並與醫護合作無間，一同為患者的康復努力。

大醫院果然比較厲害，之前的醫師都沒有診斷出來…

　　許多來到敝院的患者，往往已經在其他醫療院所就診一段時間，但可能因為病程較長尚未恢復，或是對上一位醫師不信任，因此來到敝院尋求第二意見。以下我舉一個親身經歷的例子讓大家了解：

這是一個發生在我大七實習期間的故事。當時身為一個實習醫師，每個月都有兩到三次的機會前往某位主治醫師的「教學診」，坐在主治醫師旁，觀摩老師與患者間的問診及互動，當然也會從中學習相關的醫學知識。

　　一日，診間來了一個回診的患者。這位病人年紀約莫五十來歲，起初是因為上腹痛先去看了外面的診所，因沒有改善而輾轉來到這位腸胃科老師的門診。當時老師簡單的問了病史，並看了診所開的藥單後，飛快的下了診斷：「你這個是消化性潰瘍產生的腹痛。我會開一些制酸劑讓你帶回家，還有記得不要亂吃止痛藥，相信很快就有改善。」這位患者開始服用制酸劑後，症狀果然迅速好轉。

　　今天他來到了老師的門診，除了感謝老師的精確判斷外，還順便抱怨了一下：「前面診所的醫師真是庸醫！連個潰瘍都診斷不出來！」老師只是笑笑地並沒有附和。等到患者離開診間後，老師轉過頭來幽幽的跟我們說：「其實，大醫院的醫師真的沒有比較屬害。這個案例，假如他一開始不是去診所，而是來醫院給我看的話，我一樣會診斷成腸胃炎，然後成為他口中的『庸醫』。」

　　尚未搞懂老師的意思之際，他又繼續說了：「消化性潰瘍的腹痛，跟腸胃炎造成的腹痛，有時候本來就不容易區分。剛好之前診所醫師開的藥，是腸胃炎的用藥。既然病人沒有好轉，代表應該不是腸胃炎，我當然就得以輕而易舉的診斷出胃潰瘍。」我們終於恍然大悟老師話語的含意。

　　「所以不是醫院的醫師比較屬害，而是患者來到醫院的時候，前面的醫師已經幫我們找出許多線索了。又或者是患者來到醫院時因為發病比較久，該疾病的典型症狀都已經跑出來了，才讓醫院醫師們

醫療知識不對等，導致這些誤會經常發生！

65

特別容易診斷。如果他今天沒有跑來大醫院，而繼續在該診所回診的話，診所醫師一樣可以診斷出來。」老師下了這個讓我印象深刻的結論。

如果是較難診斷的疾病，醫師通常要蒐集足夠線索，或是等待該疾病的典型症狀出現後，才較容易診斷出來。因此並不是最後做出「正確診斷」的醫師特別厲害，而是先前的醫師們都已經從中發掘出許多關鍵的線索，實亦功不可沒。

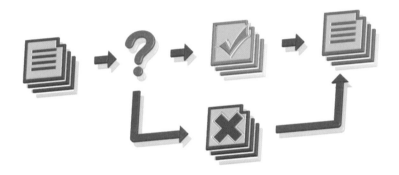

 蒼藍鴿醫學急救站

　　如果讀者有信任、且較為固定常看診的醫師，即使疾病在經過前幾次看診後沒有明顯好轉，仍可考慮持續在該診間追蹤。理由就是如上講的，醫師在每次病患回診時，同時也是在蒐集線索幫助診斷。蒐集足夠線索後，正確診斷的機會自然大大提升。

醫生，我兩天前開始吃你開的藥，現在反而更嚴重了…

　　這也是醫師於診間常常聽到的抱怨，這個命題該怎麼破解呢？首先我們先把狀況的分成兩類：「醫師未正確診斷」及「醫師診斷正確」。

　　「醫師未正確診斷」的情況，往往正如上一個「錯誤歸因」的例子：醫師此時正在數個困難辨別的診斷中找尋線索，此時治療成效雖然不彰，卻是為了疾病的正確診斷鋪路，因此這類情況並不是此命題的重點。接下來我們要討論的，是「醫師診斷正確」的狀況下，患者卻仍抱怨「吃藥後病情越來越嚴重！」竟然會有這種情形嗎？當然有！而且這還是極常發生的案例。

　　在探討這個現象背後的原因之前，我們先來了解一個重要的名詞：「自然病程」。**「自然病程」指的是一個疾病在不經醫療介入的情況下，整個疾病進展的過程。**許多嚴重疾病的自然病程會走向死亡，例如嚴重的細菌感染、嚴重的脫水、中重度創傷等等，這也是生病需要趕緊就醫的原因：靠著精準的醫療將自然病程扭轉，而轉往康復之路。

　　然而對於較輕微的疾病而言，隨著自然病程一路往下走，即使途中沒有任何醫療介入，疾病終究也會痊癒。例如一般輕微的感冒，即使不吃感冒藥，只要多喝水多休息，最終也會自己好。通常這類疾病我們稱之為「自限性疾病」(詳見第 123 頁)，雖然發病過程中會有各式不舒服的症狀，最終仍將自我康復。

對於自限性疾病，自然病程的示意圖通常為這個樣子：

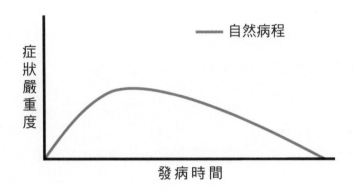

以「感冒」為例。一般人感冒的前幾天，咳嗽、流鼻水等症狀會越來越嚴重，人也越來越不舒服。症狀嚴重度大約會在 3 天左右達到高峰，之後漸漸好轉，並於第 7 ～ 10 天時痊癒，正如上圖的「自然病程曲線」所描繪。

對於這種「自限性疾病」而言，藥物的主要角色在於「緩解不適」而非「治癒疾病」，例如感冒時醫師常開的止咳藥、化痰藥、抗組織胺等等。使用感冒藥物後，疾病的病程就會變成這個樣子：

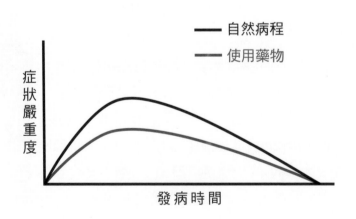

讀者可以發現：在自限性疾病中，使用藥物與否並不會影響疾病復原的時間，卻可以大大減緩生病的不適感，這也是這類「症狀治療藥物」最大的價值。

拉回正題，為什麼許多患者會有「吃完藥後症狀卻惡化」的抱怨呢？這時看圖說故事就可以得到答案了：

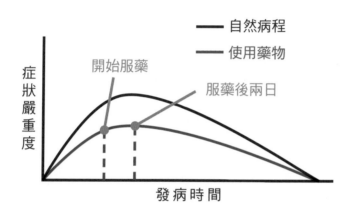

相信這樣讀者們便得以理解。症狀治療的藥物雖然可以減輕患者整體的不適，卻無法改變自然病程「先升後降」的曲線模式。也因此，當自然病程尚未達到高峰，患者就會有「雖然吃了藥，卻越來越不舒服，是不是藥物沒有用？」的疑問。追根究柢，就是大眾對於疾病的自然病程不了解所致。

 蒼藍鴿用藥補給站

很多時候並不是吃了藥卻沒有用，而是要反過來想：「吃了藥還那麼不舒服，那麼不吃藥豈不是更嚴重嗎？」這樣才是較為合理的思維邏輯。

之前打了流感疫苗，結果 3 天後就中標⋯

　　每年的 10 月都是公費流感疫苗開始施打的時節，以預防冬春季的流感大流行。關於感冒與流感，在本書第 3-1 節（詳見第 154 頁）有更詳細的探討，因此就不多詳述，只把重點放在流感疫苗的部分。

　　流感疫苗已經證實能夠有效預防流感，以及降低流感重症的發生率（注意：流感疫苗是針對流感，對於一般感冒無效）。此疫苗是每年施打，即使該年度的疫苗並未精確命中隔年流行的病毒，注射疫苗仍有一定程度的「交叉保護力」，而得以減輕得到流感的症狀。且流感疫苗是「不活化」的疫苗，表示接種此疫苗除了可以獲得免疫力，也不會因為施打疫苗而得到流感。

　　有了以上的基本認知後，我們就可以分析「打了流感疫苗幾天後卻出現感冒症狀」到底是怎麼一回事了。既然流感疫苗不會讓人生病，我們可以先破解「疫苗害我染病」這個常常被拿出來說嘴的理由。再來，無論是一般感冒或是流感，都是「病

蒼藍鴿保健一點通

　　簡單的譬喻法讓讀者理解。「交叉保護力」就像我們學習防身術一般，即使我們只學「面對拿刀歹徒的防身術」，但這套技能在面對持棍棒的歹徒時，仍具備一定的實用性。而「不活化」的疫苗，則可以想成疫苗的內容物是死的，而非活病毒，因此不會因為注射疫苗而得病。

毒」的傳染病，代表患者一定是被感染發病的。尤其是在密閉不通風的空間，更容易造成病毒的飛沫傳染。

說到這邊，答案就呼之欲出了。**由於民眾往往一窩蜂的前往醫療院所施打流感疫苗，卻忽略了醫療院所往往是細菌病毒最猖獗的地方，再加上沒有確實勤洗手及戴口罩**，因此不幸就在過程中感染了其他患者的感冒病毒而發病。且一般感冒的潛伏期大約是 3 ～ 5 天，所以 3 天之後，就開始有咳嗽、流鼻水、喉嚨痛等一般感冒的症狀出現。再加上許多民眾分不清楚流感與一般感冒的差異，自然將「流感疫苗」與「自己得了感冒」錯誤歸因在一起，形成這種常見的誤會了。

由此可見，許多醫療上常見的誤會，往往起因於民眾對於醫學的認知不足，再加上常將兩件先後發生的事情，以錯誤的因果關係來解釋。這也是我決定開始做衛教影片，試圖將正確的醫學概念深植人心的原因之一。

民眾的期待 vs 醫師的期待，往往是不一樣的！

在診間或是病房，病患或家屬常會問醫師這樣的問題：「醫生啊！現在的治療對我的疾病，到底有沒有效？」醫師通常會回答：「當然是有效的！」患者聽到這樣的答案總是安心不少。但這時請小心，**醫師心中的「有效」跟你心中想的「有效」，有時可能天差地遠！**

有效就是有效，難道這個詞還有其他意思？讀者們心中可能會有這樣的疑惑。就讓筆者再搬出一次前面出現過的「自然病程圖」，來為大家解釋到底什麼叫做「有效」。

這次的舉例，就不再像是感冒或腸胃炎這種自限性疾病了。我們拿慢性病中的「第二型糖尿病」當作例子。第二型糖尿病的發病原因，

是因為身體對於胰島素的抗性增加，而導致血糖逐漸爬升。當糖尿病未經控制，一段時間後就會有相關併發症陸續出現，例如糖尿病腎病變、視網膜病變、神經病變、腦中風、心肌梗塞等等。我們將糖尿病的自然病程繪出舉例：

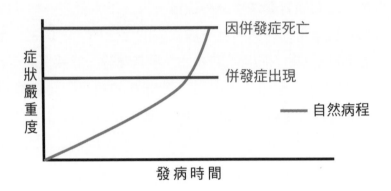

　　如圖，未經控制的糖尿病，會在發病數年後開始產生上述提到的併發症。若再不控制，患者往往會在各種併發症不斷發生以及惡化的情況下，最終死亡，徒留遺憾。

　　那麼，若患者被診斷成糖尿病時即開始積極控制，病程曲線又會長什麼樣子呢？

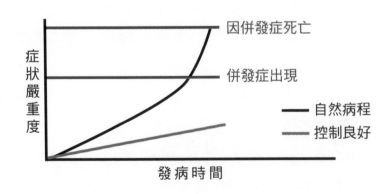

如圖所示，良好控制的糖尿病，不但可以預防相關併發症的出現，更可以預防因併發症導致的死亡。但難道患者的糖尿病痊癒了嗎？並沒有！病患的糖尿病仍然存在，只是因為採用了良好的生活型態（如控制飲食、勤奮運動），再加上適當的藥物控制，因此將血糖控制在正常範圍。患者有很大機率仍需終生服用血糖藥控制血糖。

　　說到這邊，就可以來解釋為什麼醫師所說的「有效」，跟患者心中想的「有效」，往往天差地遠了！

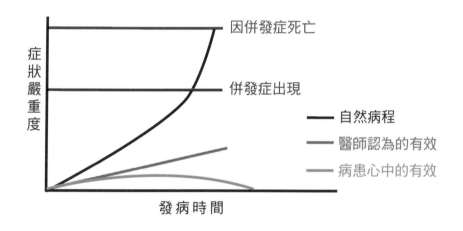

　　對於醫師而言，只要治療能夠拖延自然病程的進展，就會被定義成「有效」，哪怕是患者需要一輩子服藥，甚至在不斷服藥的過程中，疾病還會緩慢惡化！（如上圖中的棕色線）然而對於患者而言，「有效」常常跟疾病的「痊癒」聯想在一起，因此下意識的認為治療一段時間後，病應該就要好了，往後的人生再也不需要吃藥了，就跟上圖的綠色線一樣。

　　這樣子的誤會，在癌症的病患中更加明顯。許多診斷癌症時就已經發現癌症多處轉移的患者，想要尋求疾病完全的治癒實有一定難

度。但是患者接受化學治療、放射線治療、標靶治療、免疫治療等癌症治療後，仍然對延緩病程的進展有所助益。因此在這種情況下，癌症治療對於醫師而言仍然是「有效」的治療。但患者心中的「有效」卻常常是指癌細胞在體內完全消失不見。

例如一個直徑 3.5 公分的肺腺癌，若未經治療，半年後可能惡化至 6 公分。但若接受治療，半年後只增長至 3.8 公分，這樣的治療對於醫師來說就是「有效」的，但對於患者而言卻是「腫瘤仍然在惡化」。因此若醫病雙方一開始對於治療的「有效性」未取得共識，便可能產生後續的失落感與糾紛，相信雙方對這種發展都是不樂見的。

也因此，當詢問醫師目前的治療是否「有效」時，最好更精確的了解治療目標是疾病的「痊癒」還是單純的「控制」，如此也能避免「治療效果不如預期」的誤會發生。

 蒼藍鴿醫學急救站

許多慢性病及末期疾病，現代醫學能給的最大幫忙就是「控制」。雖然無法讓這些疾病「痊癒」，但若穩定控制，患者的存活期以及生活品質仍然會有很大的提升。

而隨著醫療科技的進步，許多以前只能「控制」的疾病，現在也正往「痊癒」的目標前進著。例如縮胃手術成功的治癒不少代謝症候群的患者；疫苗甚至讓可怕的傳染病「天花」在地球上絕跡。因此雖然現代醫學有其極限，但同時也充滿希望，因為有許多醫師及科學家在背後不眠不休的努力著。

能了解疾病狀況的
神奇詞彙———「預後」

　　這個部分承接剛剛的主題，也是關於醫病溝通的部分。當一個陌生疾病發生在自己身上，相信大部分人最想了解的議題就是：這個病好治療嗎？會不會好？換言之，患者都會想要了解疾病的「未來展望性」是好的還是差的。但受限於漢字中常用的字彙，中文裡似乎沒有一個精確的名詞可以形容疾病的「未來展望性」。

　　有些人會直接問醫師：「我這個病會不會好？」但即使是高血壓這類「不容易好」，甚至「不會好」的慢性病，只要靠飲食及藥物控制得當，未必會對生活造成影響，也不會影響患者的壽命。因此「疾病會不會好」似乎不能完全代表其「未來展望性」。

　　此外，也有許多人會問：「這個病是『良性的』還是『惡性的』？」在這邊要先澄清一下，所謂的良性或惡性，基本上是針對腫瘤會不會侵犯自身組織的形容。也因此，我們並不會說糖尿病是「良性糖尿病」或是「惡性糖尿病」。將話題拉回來腫瘤的部分，即使是「惡性」腫

 蒼藍鴿醫學急救站

　　少數非腫瘤的疾病還是會用到「惡性」這個詞，通常代表突發性的嚴重情形，例如「惡性高熱」、「惡性高血壓」等等，若不及時處理往往有生命危險。

瘤，如果發現時只有初期，或是某些特定癌症對於治療十分的敏感，那麼在經過治療後，仍有非常大的機會可以「痊癒」，就算未能痊癒也能穩定控制。這樣看起來，腫瘤到底是「惡性」還是「良性」，似乎也沒有辦法精確的形容這個疾病的「未來展望性」。

因此，在這邊就要為大家介紹一個能夠代表疾病「未來展望性」的醫學名詞，叫做「預後」。**預後（Prognosis）是由英文翻譯而來。根據維基百科，其定義是根據病人當前狀況來推估未來經過治療後可能的結果。這個定義有兩個重點：其一是「根據病人當前狀況」，其二是「經過治療後」。**

由於是「根據病人狀況」，也因此即使是相同的疾病，在不同病患身上的「預後」亦有所不同。例如年輕人得了肺炎，因其免疫力、體力相對不錯，其預後往往比老年人得了肺炎還要來的佳。

而預後所描述的是「經過治療後」的可能結果。因此當我們說「糖尿病的預後不錯」，代表的意思是「糖尿病在持續治療與控制下，後續的結果通常不錯」，而非糖尿病對人體危害不大，因此無需控制。預後是在討論經過治療後的情況，這點要特別注意。

在預後相關的描述中，我們常使用「發病一段時間後的存活率」來形容疾病的狀況。舉癌症為例，最常用的術語就是「五年存活率」。「五年存活率」表示從患者被診斷出這個癌症的時間點算起，經過五年後，仍存活的患者占整體患者的比例。

舉肺部的惡性腫瘤「肺癌」當例子，根據和信醫院 1990 ～ 2009 年的統計資料，一期肺癌五年存活率約為 70％，二期肺癌為 44％，三期為 14％，四期則降至 5％左右（註：近年來由於癌症治療不斷進展，標靶治療與免疫療法的發展更是如火如荼，因此肺癌的存活率更

進一步提升）。若以存活曲線圖來表示，則可以更明顯區分其「預後」：

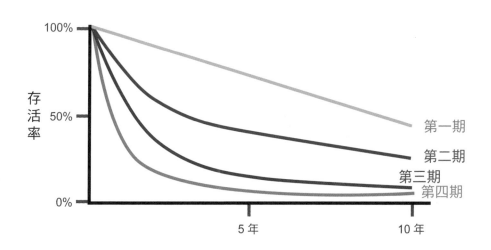

如圖所示，越早期的癌症，其預後則越佳。因初期的癌症的治療目標是「治癒」，而晚期癌症的目標則是以「控制」為主。因此現在衛福部國民健康署積極的推廣免費癌症篩檢（詳見第 95 頁），盼民眾對於癌症都能「早期發現、早期治療」，以達到更佳的預後。

 蒼藍鴿醫學急救站

有些人可能有疑問，為什麼癌症要看「五年存活率」，而非「十年存活率」，甚至「二十年存活率」呢？主要是因為，若是癌症造成患者死亡，通常會在 5 年內發生。若診斷後超過 5 年才死亡的患者，死因常非癌症相關，可能是心血管疾病或其他病因所導致。上圖中，存活曲線於前幾年急遽下降，而後漸趨平穩，也是這個原因。

這個疾病「預後不錯」，你們不要太擔心

回到正題，如果想要了解一個疾病的「未來展望性」，則可以詢問醫師「這個病的預後怎麼樣？」通常醫生一聽就會知道這個問法是專業的，並詳加告知根據臨床經驗，這個疾病經過治療後的成效如何。

如果疾病的預後是不錯的，代表經過治療後會有顯著成效。有可能是得以「痊癒」，例如泌尿道感染、良性腫瘤、初期的惡性腫瘤等；也有可能是疾病無法痊癒，但能夠「穩定控制」，例如糖尿病、高血壓、高血脂等慢性病，或是控制良好的愛滋病、自體免疫疾病等等。

無論疾病得以「痊癒」或是只能「穩定控制」，都算是預後不錯的疾患。 只要照著醫囑改變生活型態及接受治療，通常對日常生活不會有太大影響，長期的存活率也相當不錯。

但是醫療有其極限，並非所有疾病的治療都能如此順利。

這個疾病「預後不好」，你們要有心理準備…

「預後不好」的疾病跟以上所描述的情形正好相反。儘管積極的治療與控制，病況仍常不斷的惡化，最終危急到病人的生命。如之前所提的第三期，甚至第四期的肺癌，由於癌細胞侵犯的範圍相當大，甚至已經有遠端轉移，因此無法像初期肺癌以手術切除治癒。而化療、標靶治療等全身性療法即使能夠消滅部分的腫瘤細胞，卻很難將體內大量的惡性細胞全部殲滅。

也因此，晚期腫瘤雖然仍可在每次治療後縮減，抑或維持穩定的大小。但日子久後，癌細胞往往會開始對藥物產生抗藥性。一旦抗藥

性發生，腫瘤便容易不受藥物抑制的快速成長。此時醫師雖然可以搬出後線治療藥物當作武器，但其有效性往往也只能持續一段時間，隨後便會再度發生抗藥性。長期與腫瘤作戰的結果，患者體力與身體狀況會漸漸變差，最終常因此敗陣下來。

對於這種預後不佳的疾病，現階段的治療較令人有力不從心之感。然而，在新的療法及藥物通過臨床試驗之前，我們仍有一條路可以大大的幫忙患者，那就是積極的減輕患者在疾病末期時的不適感。

 蒼藍鴿醫學急救站

初期癌症因為症狀不明顯，甚至沒有症狀，因此不做健康檢查往往難以發現。例如初期肺癌常無症狀，或只有輕微咳嗽，若患者平時有抽菸的習慣造成慢性咳嗽，更會讓肺癌的初期表現被屏蔽而難以察覺。等到咳嗽越來越劇烈，甚至腫瘤造成胸痛、咳血、體重減輕才去接受進一步檢查，發現時常已肺癌末期合併向外侵犯與轉移。

又如大腸直腸癌，初期幾乎不會造成任何症狀，只有糞便通過腫瘤時可能造成肉眼無法看見的輕微出血。等到腫瘤越長越大，逐漸阻塞大腸，造成大便變細、排便習慣改變、明顯血便、體重減輕的時候，腫瘤常已侵犯出大腸外，甚至已遠端轉移而難以治療。

以上就是癌症難以對付的原因：初期癌症容易治療卻難以診斷，後期癌症容易診斷卻難以治療。此特色也凸顯出利用健康檢查與癌症篩檢抓出初期的癌症才是根本之道，關於此議題可在延伸閱讀本書第 1-7 節（詳見第 94 頁）。

安寧緩和醫療：
談「善終」的重要性

說到「安寧」，許多民眾內心的反感油然而生（相信許多讀者也是）。我們會下意識的將安寧與放棄治療，甚至等死聯想在一起，但這其實是完全不同的概念，容我在之後詳細的說明。

人生走到最後，無論多麼不情願，都得被迫面對「死亡」這個課題。醫院的師長常常說：「台灣人是非常害怕談論死亡的民族。」其實不只是台灣，華人相較於其他民族，往往普遍害怕面對死亡，甚至非常忌諱在生前談論到相關的話題。究竟為什麼會有這樣的現象呢？

在敝校醫學系的課程中，有一門必修課「生死學」。猶記得其中一堂課是在探討儒家思想對於華人生死觀的影響，課程中老師拿了孔子所說的「未知生，焉知死？」來解釋這樣的狀況。

這則語錄出自於論語先進篇，原文如下：

季路問事鬼神。子曰：「未能事人，焉能事鬼？」敢問死。曰：「未知生，焉知死？」

白話文大概是說，子路請教孔子「死亡」是怎麼一回事。孔子回答：「連『生』都不了解，還談什麼死亡呢？」

換句話說，孔子認為要先了解生存的相關議題，才能談論死亡。雖然孔子當時這麼回答一定有他的道理，但這段記載在論語中的對

答，卻可能大大影響（或是反映）了中華民族面對死亡的態度：除非真的面臨死亡，否則不輕易談論或思索死亡的相關事情。

然而死亡是每個人都一定會面臨的終點，若真的臨終時才在思索這個議題，難道不會太晚？

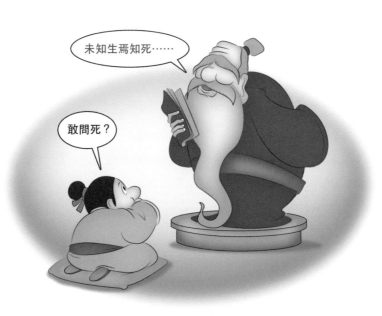

 蒼藍鴿醫學急救站

當初的「生死學」課程中，有一項令醫學生們印象深刻的作業，那就是預立自己的遺囑。剛開始書寫時，總覺得頗觸霉頭，但後續發現立遺囑的過程其實就是對人生的回顧，同時也會思索還有什麼夢想尚未完成。讓我意想不到的是，當寫完這份「作業」之時，心中反而對所有的人事物充滿感激，並想更積極的完成未竟的人生目標。非常推薦每位讀著們試著完成這麼一份有趣的人生作業！

人生最後的醫療難題

曾在加護病房服務過一段時間，就更能體會我還在醫學院念書時的老師，同時也是台北市長柯文哲，柯 P 所說過的話：「人生的結局只有兩種，一種死的時候有插管，一種死的時候沒有插管。」

每當看到患者逝世時，身上插著滿滿管路，腦中就會開始思索：這真的是華人常常掛在嘴邊的「善終」嗎？這些管路可不只有上述的氣管內管而已，往往還包含給藥用的中央靜脈導管、餵食用的鼻胃管、以及幫助導尿的尿管。如果患者臨終前經歷過急救，身上甚至還會殘留急救過程中留下的痕跡，例如變形的胸廓、或是肢體末端因注射過多強心劑而發黑。讀者看到這裡可能覺得很不忍，但這些畫面卻是醫院裡天天發生的場景。

Q：什麼是插管？

A：「插管」是「氣管內插管」的簡稱，目的是要保護呼吸道，並可將管路接上呼吸器，協助危急病患換氣以避免呼吸衰竭，也因此插管是急救的重要措施之一。但插管會使患者非常的不舒服，大家可以想像平時喝水時，若有少量的水嗆進氣管就會造成劇烈咳嗽，更何況插管是將整根管子放進氣管內。因此插管的過程常會需要鎮靜患者，過程也有一定的風險。

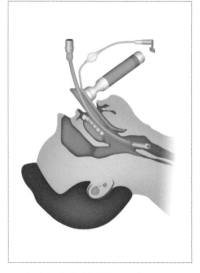

▲ 插管是將整根管子放進氣管內。

餵食專用的鼻胃管	幫助導尿的尿管
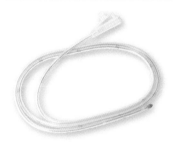	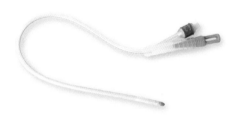

鼻胃管能輔助患者補充水分或管灌營養品。但因管路由鼻孔經咽喉通往食道及胃，放置的過程十分不舒服，且管路常造成喉嚨的異物感以及嘔吐反射。因此若為需長期置放鼻胃管的患者（如無法順利由口進食），可與醫師討論是否進行胃造口手術，以增進患者的生活品質。

尿管由患者的尿道口放入直達膀胱，將尿液引流出來。若患者因排尿能力受損而無法自解尿液（常見原因有中風、相關神經病變等），則尿管為十分重要的醫療處置。然而長期置放尿管會增加泌尿道感染的風險，因此相關護理及清潔措施亦十分重要。

 蒼藍鴿醫學急救站

其實胃造口手術相較於長期置放鼻胃管，前者反而能夠讓患者更具生活品質，也能夠達成輔助患者進食的目的，因此在歐美等西方國家被大力推行。但由於民眾普遍聽到「手術」就會畏懼，再加上過去習慣、外科人力較為短缺等等的因素，使得胃造口手術在台灣的施行率偏低。若家中有人有這樣的需求，不如跟您的醫師討論看看可行性。

當生命走到盡頭，人的體力與免疫力都會變得越來越差，接著會漸漸失去行動能力、進食能力、以及對大小便的控制能力，這也是為何臥病在床的老年患者，身上常常有管路的原因。這類輔助性的管路，例如鼻胃管、尿管，雖然會造成患者的不舒服，卻可以輔助患者進食及小便，嚴格說起來仍然對患者有一些幫助。因此這邊我們將討論的重點放在「末期病患，是否要在生命即將逝去時，接受醫療團隊的插管與急救？如此積極是否有意義？」

在討論「是否急救」這個重大議題前，我先舉兩個真實發生的例子給讀者參考：

案例一分享 🔍

一位 17 歲的高中籃球隊隊員，於某日擔任校際籃球賽的前鋒，賽中一個精采的三分球跳投後突然倒地不起。球場裁判剛好受過相關的急救訓練，判斷這位球員沒有意識與呼吸，可能是年輕型的心臟病發作，因此啟動了緊急救護網，開始了心肺復甦術「叫叫CABD」的流程，並等待救護車的來到。

儘管急救過程中，既快且深的心臟按摩壓斷了患者的肋骨，但裁判並沒有因此而停止動作。等到其中一位隊員拿了 AED 趕來，大夥連忙手忙腳亂的將 AED 貼片貼於患者胸口，並與機器連接。AED 機器分析心律後，判斷是可電擊的「心室顫動」。

因此裁判當機立斷，按下 AED 上的電擊按鈕電擊患者心臟，之後持續高品質的 CPR。約莫 1 分鐘後患者發出了微弱呻吟聲，裁判判斷患者已恢復自主呼吸及心跳，因此停止了心臟按壓。隨後救護車也抵達現場，趕緊將患者送往臨近醫院診治。

案例二分享　🔍

　　一位 88 歲的高齡阿嬤，罹患第四期乳癌併全身多處轉移，一個月前剛診斷惡性腫瘤時就已經末期。由於癌細胞總量過大，雖然接受過幾次全身性的化學治療，效果仍有限。老奶奶目前臥病在床且意識混亂，由於癌細胞擴散的關係，導致患者有大量的胸水與腹水產生。

　　此外，因胸水壓迫到肺臟，造成阿嬤呼吸十分淺快及費力，隨時都有生命危險。主治醫師評估過後，告知家屬病情並不樂觀，並請家屬決定若有緊急狀況發生，是否要讓阿嬤接受急救。家屬們意見分歧，有些人贊成急救，有些人認為不要再讓阿嬤經歷痛苦，因此遲遲無法下決定。

　　一日下午患者突然失去呼吸心跳，此時由於家屬仍無是否急救的共識，醫護團隊決定積極搶救：訓練有素的醫護人員開始壓胸、插管、電擊、抽血，並趕緊將患者接上呼吸器送至加護病房。數週後，患者並沒有醒轉，只能以呼吸器維持微弱的生命徵象。家屬與醫療團隊討論後，決定幫老奶奶拔管讓她一路好走。看著老人家被放滿管路的身軀，家屬們不禁痛哭失聲。

　　看完這兩個例子，大家或許會更理解：急救對患者是好是壞，還是得看「急救後的預後」來決定。如第一個案例中的高中生，正是因為旁人伸出援手而保住性命，雖然有一些急救的併發症出現，但是患者急救後預後良好，因此整個急救流程十分有意義。

　　反觀第二個例子，已經處於生命末期的老奶奶，因家人們的不捨及沒有共識，使其失去呼吸心跳時接受了無效的急救流程，反而造成臨終前的苦不堪言。

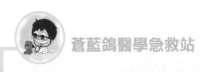 蒼藍鴿醫學急救站

急救對患者可能造成的傷害

　　雖然完整的急救流程可能將失去呼吸心跳的患者從鬼門關前拉回，但急救卻非百利而無一害。以下是急救時有機率造成的併發症：

- **體外心臟按壓（俗稱壓胸）時**，造成肋骨受傷或斷裂、胸腹部器官受傷。

- **實施心臟去顫（俗稱電擊）時**，由於電流通過身體，可能造成相關電擊傷害。

- **實施氣管內插管（俗稱插管）時**，造成喉部或氣管的傷害，且插管的過程及後續常讓患者苦不堪言。

- **使用急救藥物（如強心劑）時**，藥物所造成的相關副作用及併發症。

- **實施正壓換氣時**，造成肺臟相關損傷。

　　因此，在決定是否讓自己或是家人接受急救前，請先考慮急救可能帶來的好處以及急救對後續生活品質造成的影響。千萬不要因為「捨不得」三個字而讓身邊最親近的人受苦。

對於要不要讓患者接受急救這件事，建議家屬們盡早有共識，最好也讓患者參與討論，並尊重患者的想法。臨床上有許多情況是：患者本身是最看的開的，早已做好萬全的準備，放不下的反而是家屬。因此在與患者溝通後，家屬也較能接受「臨終不急救」的想法。若事前沒有共識，當緊急狀況發生時，醫護人員在未取得家屬「不急救」的同意前，一定是先啟動急救流程。屆時壓胸、電擊、插管等措施樣樣來，便容易使得患者與「善終」相去甚遠。

相信看到這邊，讀者們可能有疑問：「如果患者已經到了生命末期，病患及家屬也都有了臨終不急救的共識，那麼以醫療層面而言，要如何給予患者最大的幫助，以及協助病患臨終前的準備？」

這時，「安寧緩和醫療」就扮演了至關重要的角色。

何謂安寧緩和醫療？

對於晚期癌症或其他末期疾病，想追求疾病的完全治癒，常非現代醫學所能迄及。在治癒性的療法效果不彰，或是副作用大於患者可能得到的好處時，我們可以選擇另外一條路幫助末期患者，例如止痛、症狀緩解、心理扶持、營養補充，甚至藝術治療、芳香治療等。只要可能對患者有助益，都非常值得一試。這類不追求疾病的治癒，但積極維持患者生活品質的治療模式，就稱為「安寧緩和醫療」。

注意「安寧緩和醫療」絕非放棄病人，也不是讓病患等死，而是選擇另一種治療的方向，以緩解病患的不適以及心理支持為主。換句話說，就是對於患者「善終」的追求。

安寧緩和醫療是一種醫療模式，有一定的門檻限制。根據現行安寧醫療法規，目前有三大類型的患者可以接受安寧醫療的照護：

● **癌症末期患者**：癌症為腫瘤細胞不受控制的增長，末期癌症患者通常已經有全身性的多處轉移。

● **末期漸凍人患者**：漸凍人，正式疾病名稱為肌萎縮性脊髓側索硬化症（Amyotrophic lateral sclerosis，縮寫為 ALS），是一種運動神經元退化疾病。患者會漸漸失去對全身肌肉的控制，肌肉便會開始萎縮、逐漸無法動彈，亦會造成吞嚥、發音及呼吸上的障礙，最終常因呼吸衰竭而死亡。

● **八大類非癌症之末期病人**：如老年期及初老期器質性精神病態（如失智症）、其他大腦變質、心臟衰竭、慢性氣道阻塞、肺部其他疾病、慢性肝病及肝硬化、急性腎衰竭、慢性腎衰竭等。

　　也因此，符合疾病末期的收案標準，安寧緩和醫療才可能被啟動。如果病患及其家屬有意願，則只要告知患者的醫療團隊，便可以啟動安寧緩和醫療。啟動安寧醫療後，患者未必須轉至安寧病房，亦可選擇由原團隊醫護人員繼續照顧，此方面可與原團隊醫師多加討論。以敝院的配置而言，因安寧病房有較多相關的資源，例如受過相關訓練的護理師、心理師、宗教師等等，因此若患者決定後續採用安寧治療，則會安排轉至安寧病房，由專業團隊接手照顧。

　　在安寧醫療中，「不施行心肺復甦術意願書／同意書」的簽署便是非常重要的一環。

 蒼藍鴿醫學急救站

　　什麼叫做疾病「末期」呢？末期疾病的判定需經過兩位專科醫師的專業確認，判定標準通常為預期存活時間小於 6 個月。

DNR（不施行心肺復甦術）的重要性

在之前兩位患者「被急救」的情境比較中，便可以了解生命末期的患者若因緊急狀況而接受急救，受到的傷害往往會大於急救的好處。既然如此，有什麼方法可以避免這種情況發生呢？答案就是DNR意願書／同意書的簽署了。

DNR 是 Do Not Resuscitate 的縮寫，意思就是「不施行心肺復甦術」。DNR 文件中，可分成 DNR 意願書以及 DNR 同意書兩大類。這是什麼意思呢？

所謂的意願書，代表患者本身的意願，因此是由患者本人簽署。至於同意書，則是當患者已意識不清，或是失去決定能力的時候，由家屬代為簽署同意。

患者親自簽署 DNR 意願書，或是家屬代為簽署 DNR 同意書，除了可以保障末期病患在緊急情況發生時，不會受到「無效醫療」的折磨，同時也能維護患者臨終時的舒適感及尊嚴。即使簽署後突然反悔，一樣可以在最下方欄位再次簽署，廢止 DNR 意願。

 蒼藍鴿醫療專線

當你看見意願書上有許多細項可以選擇，不要感到壓力大，一般而言，都會建議選擇「全部不施行（簡稱全拒）」或是「僅使用急救藥物（簡稱全拒除藥）」，原因是各急救措施要互相配合才有最大意義。如果患者只接受心臟按壓，卻不接受其他保命措施，基本上也只是徒勞無功、白白受苦爾爾。

不施行心肺復甦術或維生醫療意願書及
廢止「不施行心肺復甦術或維生醫療」意願書

請詳細閱讀內容，待醫師向您說明後，再簽署意願書

若需註記在健保卡，須另行簽署「預立安寧緩和醫療暨維生醫療抉擇意願書」　第 1 頁

不施行心肺復甦術或維生醫療意願書　　病人本人簽署

本人_____，出生於西元_____年____月____日，罹患嚴重傷病，經醫師診斷認為不可治癒，而且病程進展至死亡已屬不可避免，乃由本人同意採用可增進尊嚴與舒適的處置，並依安寧緩和醫療條例，在臨終或無生命徵象時，就下列之醫療內容進行選擇：

☐不施行　☐施行　氣管內插管

☐不施行　☐施行　體外心臟按壓

☐不施行　☐施行　急救藥物注射

☐不施行　☐施行　心臟電擊

☐不施行　☐施行　心臟人工調頻

☐不施行　☐施行　人工呼吸

☐不施行　☐施行　其他維生醫療　_____

_____。

立意願人簽名：_____

國民身分證統一編號：_____

住（居）所：_____

電話：_____

日期：西元_____年_____月_____日_____時_____分

法定代理人簽名：_____（未成年人簽署時應得其同意）

見證人 1 簽名：_____與病人之關係：_____

國民身分證統一編號：_____

住（居）所：_____

電話：_____

見證人 2 簽名：_____與病人之關係：_____

國民身分證統一編號：_____

住（居）所：_____

電話：_____

廢止「不施行心肺復甦術或維生醫療」意願書

醫師簽名：_____

意願人簽名：_____

日期：西元_____年_____月_____日_____時_____分

近年來由於安寧及 DNR 概念的推廣，有越來越多的年輕人在身體還算健康時，就已經簽署了「預立安寧緩和醫療意願書」，可以理解成在健保卡上「預立 DNR」的意思。

蒼藍鴿影音大補帖

面對死亡，你會怎麼選擇？腫瘤科病房故事分享

有些讀者會擔心，是不是健保卡上預立了 DNR，以後發生意外或生病時就會被放棄治療？答案當然是否定的。無論是安寧或是 DNR，皆要在判定為末期病患時才會生效！因此預立 DNR，也不失於對自己人生終點的一層保障。

為人間遺留大愛：器官捐贈

2013 年 5 月，台大醫院創傷醫學部曾御慈醫師，於夜間下班走在斑馬線上時，遭酒駕肇事者開車迎面撞上，彈飛十多公尺，緊急送醫治療後呈現腦死狀態。經過 5 日急救，患者情況不見好轉。家屬尊重其生前意願，簽下了器官捐贈的同意書，為人間留下了大愛，總共有 6 名受贈者因此而受惠。

器官捐贈，簡稱器捐，顧名思義是將自身器官捐贈給他人。基本而言，器官捐贈可以分為兩大類，詳述如下：

● **活體捐贈**：因法規關係，活體捐贈只限於腎臟以及部分肝臟，且只能在五等親內進行。例如兒子捐一顆腎臟給腎衰竭的母親；或是妹妹捐部分肝臟給肝衰竭的姐姐等。活體捐贈並非本小節討論的重點。

● **非活體捐贈**：常見情況如以上曾醫師的案例，捐贈者需通過兩次嚴謹的「腦死判定」，再加上捐贈者生前或其家屬簽署同意書，才會

進到捐贈流程，可捐贈的部位包括器官跟組織。若是非腦死的捐贈者（如自然死亡），能捐贈的部位則以組織為主，例如眼角膜、皮膚等等。

Q：何謂「腦死判定」？

A：在了解腦死判定前，要先了解何謂腦死。「腦死」是「腦幹不可逆的死亡」之簡稱。而腦幹正是人類的生命中樞，掌控呼吸、心跳、血壓等等的生命徵象。一旦腦幹死亡，患者即需要維生儀器（如呼吸器、葉克膜）才得以生存。

但即使如此，患者也會在數小時至兩週內心跳停止。若撤掉相關維生設備，則患者幾乎立刻失去生命徵象。因此醫學倫理上，才允許腦死的患者成為器官捐贈者。

而「腦死判定」即為判定患者是否腦死的準則。在第一次腦死判定前，需觀察至少 12 小時，之後需要 2 位具備腦死判定資格的醫師進行判定，包括瞳孔反射、咳嗽反射、動眼反射等一系列的測試。

通過第一次腦死判定後，需再觀察至少 4 小時，接著再由兩位具判定資格的醫師做第二次判定。兩次判定皆通過才能確定患者為腦死狀態，以保障整個判定過程的嚴謹性。

※ 註：「腦死」與「植物人」為全然不同的兩種狀態。「腦死」為生命中樞「腦幹」不可逆的死亡；「植物人」則為「大腦」的受損，使得患者雖部分或全然失去意識，但由於腦幹功能正常，因此仍得以維持穩定的生命徵象。

通過腦死判定後，器捐小組將會評估捐贈者的器官與組織功能，以及尊重患者生前與家屬的意願，決定哪些器官可以捐贈，遺愛人間。

那麼，如果想要預立器官捐贈的意願，該怎麼做呢？步驟也很簡單，只需至各大醫院、衛生所、戶政單位、監理站或健保署的服務窗口索取「器官捐贈同意書」（器捐中心網站亦可列印），填寫完畢將回函投入郵筒寄回即可。若無回函，則可寄到「衛生福利部安寧療護及器官捐贈意願資料處理小組」（10050 台北市中正區杭州南路一段 15-1 號 11 樓之 1）。一旦資料寄至，相關人員便會將您的器捐意願加註於您的健保卡上，完成預立的手續。

而若是往後反悔了，一樣可以利用上述方式撤銷註記，因此完全不用擔心！

 蒼藍鴿醫學急救站

中華民族往往有死者要「留全屍」的傳統觀念，此亦為東方國家的器官捐贈率遠低於西方國家的原因之一。

而五等親內的活體捐贈，捐贈的器官僅限於一顆腎臟或部分肝臟，此與這兩個器官的特性有關係。一般人有兩個腎臟，即使捐贈後僅剩下一顆，在生活飲食正常的狀況下也已然夠用一輩子。而肝臟具備一定的再生能力，即使捐贈一部分出去，體內剩餘的肝臟細胞仍會再生彌補。而身體的其他器官並不具備這樣的特性，因此不適用活體捐贈。

防範於未然：
健康檢查與保健食品是必要的嗎？

　　接著來聊聊近年來越來越夯的「預防保健」議題。由於民眾的健康意識日漸提升，政府有關單位也意識到「預防」一個疾病所花費的金錢，絕對遠小於「治療」這個疾病所消耗的人力物力及財力，也因此「預防醫學」的概念漸漸被重視而成為重點項目。在這個小節中，筆者將會跟各位深入淺出的介紹癌症篩檢、健康檢查、保健食品的使用方式等等重要的資訊。

竟然可免費檢查有沒有癌症？自費健檢如何抉擇？

　　癌症長久以來都為台灣十大死因之首，因此衛福部國民健康署於近幾年大力推動免費的「四癌篩檢」，分別是針對乳癌、子宮頸癌、大腸直腸癌、以及口腔癌的篩檢與後續的轉介，盼達到「早期發現，早期治療」的目的。

　　免費四癌篩檢因不斷推廣，近年來頗具成效。以數十年前好發於婦女的子宮頸癌為例，自從推動子宮頸抹片篩檢以來，許多患者早期發現子宮頸癌後，便接受子宮頸環狀切除術，直接達到「根治」的目標，因此死亡率已連續 30 年呈下降趨勢。近年來政府更是大力推動人類乳突病毒疫苗的施打（註：人類乳突病毒是造成婦女子宮頸癌的主因之一），盼藉由人體產生對病毒的免疫力，進一步減少子宮頸癌的發生率。

預防項目	檢查內容	適用對象
乳癌	●乳房 X 光攝影檢查 ●建議每 2 年 1 次	●45 ～ 69 歲婦女 ●40 ～ 44 歲二等血親內曾罹患乳癌之婦女
子宮頸癌	●子宮頸抹片檢查 ●建議每 3 年 1 次	●30 歲以上婦女
大腸直腸癌	●糞便潛血檢查 ●建議每 2 年 1 次	●50 ～ 75 歲民眾
口腔癌	●口腔黏膜檢查 ●建議每 2 年 1 次	●30 歲以上有嚼檳榔（含已戒檳榔）或吸菸者 ●18 歲以上有嚼檳榔（含已戒檳榔）之原住民

　　而眼尖且心思細膩的讀者就會發現，為何免費的四癌篩檢，並沒有包含占本地癌症總體死亡率前兩名的肺癌以及肝癌呢？

　　原因是並非所有癌症都有經濟實惠，且敏感度高的篩檢方式。以近年來癌症死亡率第一名的肺癌為例，較便宜的胸部 X 光由於解析度低且干擾因素大，非常不容易發現早期的肺腫瘤。而高解析度的低劑量胸部電腦斷層檢查，雖是目前國際上最建議的肺癌篩檢方式，但由於費用昂貴需數千元不等，因此財政考量下，無法將之列入免費癌症

 蒼藍鴿醫學急救站

　　所謂的潛血，就是肉眼看不到的小出血。若是初期的大腸直腸癌，當糞便通過腫瘤生長處的時候，常會造成微量出血，但肉眼往往看不出糞便顏色的異常，因此才要靠精密的潛血檢查來偵測。若是檢查陽性，則醫師會進一步安排大腸鏡的檢查以確診。

篩檢的項目。這也是越來越多醫療院所推行自費低劑量電腦斷層檢查的原因。

　　而又如肝癌，較佳的篩檢方式為腹部超音波檢查。但一樣也是在財政及人力因素的考量下，較難以納入免費癌篩項目。不過因出生於1986年7月之後的年輕一代多已照規定時程完成B肝疫苗的接種，因此可以預期未來肝癌的盛行率及死亡率應會雙雙下降。（註：肝癌的發生，B型肝炎病毒的感染占很重要的因素，因此40歲以上未接種過B肝疫苗的國民為較高風險的族群，特別是B肝帶原者。）

Q：如果要做自費健康檢查，該怎麼選擇？

　　A：現在市面上自費的健康檢查項目琳瑯滿目，許多有健康意識的民眾往往不知如何選擇，甚至盲目聽從圈外人的建議而成了冤大頭。關於自費健檢的挑選，筆者有幾點建議給大家參考：

● 量力而為設定自己的預算，並多方比價。

● 參考自己親人得過的疾病，亦即「家族史」的部分。有相關家族史的人，應針對該疾病做較詳細的檢查。

● 了解自己有哪些疾病的危險因子，例如抽菸會增加心血管疾病及多種癌症的發生率，可考慮安排相應的檢查。

● 若對於以上細節沒有概念，建議找您的家庭醫師討論，因其最了解您的身體健康狀況。

● 做完檢查後，務必請醫師判讀報告，並給予建議（如生活型態的改變、接受進階的檢查或處置等）。切勿花大錢做了健檢，卻不理會報告給予的警訊。

許多人對於醫療院所的 X 光或電腦斷層檢查有「暴露過多輻射線會致癌」的疑慮，這其實也是迷思之一。大家要知道，平常我們生活的環境就有「背景輻射」，台灣地區每人每年接受的天然背景輻射劑量約為 1.6 毫西弗。若是坐長途飛機往返台北及美國西岸，暴露的輻射劑量約為 0.09 毫西弗。

而照一張胸部 X 光的暴露量約為 0.02 毫西弗（遠不如坐飛機）；電腦斷層則依照部位約 2 至 7 毫西弗。而輻射工作人員暴露的年劑量上限是 20 毫西弗，超過此標準才認為可能對健康有疑慮。因此在做醫學影像檢查時，不需要過度擔心輻射劑量的問題。

保健食品百百種，該怎麼挑怎麼吃才不會踩雷？

不管是門診抑或是住院病人，都很愛拿著成堆的保健食品詢問醫師：「醫師我能吃這個嗎？」經驗多了就會發現，這世界上的保健食品真是無奇不有，而且多數的產品價格完全不親民。甚至有病患服用保健食品的認真程度，跟藥物比起來是有過之而無不及。對於千百種保健食品，無法在此一一分析其優劣，因此筆者給予幾個大方向的建議，供各位參考：

● 「保健食品」終究是「食品」，並無法取代藥物的療效。因此切勿本末倒置的想以保健食品治癒本身的疾病。從另一個角度來看，「保健食品」的功用是「保健」，也就是預防的概念。因此若已經生病了，則務必接受醫學的正規治療，切勿鴕鳥心態的以為服用補品可以解決一切。

● 由於保健食品的市場相當大，背後的利益十分驚人，難保有不肖廠商製作低品質的產品，不但從中牟取暴利，甚至誇大其療效，宣稱

使用後能夠取代正規治療。謹慎起見，讀者可以購買有衛生署「健康食品」標章認證的產品，如此才有最基本的保障。

● 少數保健食品會影響正規治療的進行，例如某些促進血液循環的產品，因為會使得血液不易凝集，因此外科醫師開刀前仍會建議患者停用一段時間。倘若讀者有使用任何保健食品時，建議還是告知醫師相關情形。

● 使用保健食品時，務必依照建議劑量使用。無論是食品還是藥品，食用過多實有害無益。做個小結，購買保健食品時，可以檢閱「健康食品」標章為基準，勿被誇大不實的效用所蒙蔽，且需與正規治療雙管齊下，如此才能發揮保健食品最大的效果。

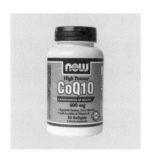 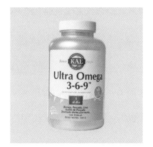 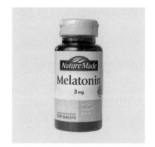

 蒼藍鴿醫學急救站

　　保健食品一定要有如右圖的小綠人標章，才能稱之為「健康食品」，並得以針對食藥署審核的功效對外宣傳。

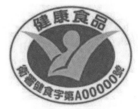

　　「健康食品」為一法律名詞，法律上之定義為「具有保健功效，並標示或廣告其具該功效，且須具有實質科學證據，非屬治療、矯正人類疾病之醫療效能為目的之食品」。

假新聞滿天飛，網路上的資訊如何分辨？

本章節的最後，來談談網路時代特別容易散佈的謠言以及假新聞。曾有人做過統計，醫療健康類的假新聞數量特別多，其原因很可能跟背後的龐大利益有關。

然而，要散播一個假新聞非常容易，要澄清錯誤的觀念卻是數倍的困難。前陣子一位自稱「老中醫」的人拍了一部影片，教導大眾若心肌梗塞發作時，可拍自己的腋下自救。影片一發佈便在社群平台上瘋傳，許多患者還真的信了，結果延誤就醫導致嚴重的後遺症發生。後來經過查證，該名「老中醫」根本不具中醫資格，即使後來澄清的報導陸續出現，對於受害者而言卻為時已晚。如此的憾事，幾乎每天都在發生。

對於誤人的假醫藥新聞，筆者建議可從以下幾個觀點進行分析與釐清：

首先，釐清資訊的出處。對於曝光在我們眼前的「新知」或「真相」，第一件事就是詢問自己「資訊哪來的？」。若資訊來源是較大的媒體、或是專業的醫藥網站，則可信度較高，反之就要抱持高度的懷疑，特別是在社群上互相轉傳的訊息。

其次，釐清這則「新知」背後的專業人士。首先可以看作者是誰，如果是有相關執照的醫護人員，則可信度較高；若是記者所撰文，通常內文也會清楚標明「ＸＸ醫院ＸＸ科，某某某醫師表示...」。如果文章內只有看到「專家說...」或是「根據研究...」這類無法進一步追溯源頭的背書，則可信度大為降低。即使如此，仍可能有漏網之魚。例如前陣子在 Line 上瘋傳的「海獸胃線蟲」謠言，文中便提到「馬偕資深醫師林清風表示…」，但經查證後發現馬偕醫院根本不存在這

位醫師。因此仍需配合其他的方式，以驗證資訊的可信度。

接著，分析文章中的邏輯性是否正確。許多較為「高段」的假新聞，一開始引用的理論往往是對的，之後的推論卻是大相逕庭（用年輕人的話語來說就是歪樓）。例如一則闡述「禁食可以治百病」的假新聞中，一開始先提到 2016 年諾貝爾生醫獎頒給研究「細胞自噬」的日本科學家大隅良典。文章前段還煞有其事的解說何謂細胞自噬，後來便突然提到「禁食療法」就是利用細胞自噬的原理來治病（？），試圖誤導讀者此理論有諾貝爾大師的背書。這類邏輯分析對於非本科系的讀者可能較為困難，但此類假新聞利用出處及作者分析，仍可以很快地瞧出端倪。

再來，分析文章內容是否有業配成分，以及誇大不實的療效。許多文章都是「假新聞、真業配」，在癌症治療領域中更是一堆。常見的起手式就是警告讀者西醫的治療都很毒，西藥往往都是與藥廠勾結，治標不治本等等的論調。後來就會帶到他們自家純天然的「自然醫學配方」，有許多患者親身實證之類的論述，最後當然就是產品的推銷。這類業配的假新聞十分好破解，請讀者們勿輕易相信。

最後，如果你對上述的方式都沒有信心，不如把該新聞關鍵字丟給 google 大神吧！現今網路資訊十分流通，只要稍微瀏覽過相關文章，該新聞到底是真是假，常常也就呼之欲出了。

以上，希望有帶給大家更多破解假醫藥新聞的觀點。其實我相信會看這本書的讀者們，本身都具備一定的思辨能力，反而是在家閒來無事就划划手機、看看 Line 的長輩們較容易被誤導。如果覺得這樣的思辨方式有理，不如就多分享給其他好友與長輩們，盼在網路時代的洪流中，越來越多人能夠憑一己之力，辨明是非與真相！

蒼藍鴿 PART #2
這些常見的「症狀」，是身體發出的警訊！

　　每個人在日常生活中，難免都會遇到身體不適，例如三不五時出現頭痛、吃壞肚子造成腸胃炎、發燒或感冒等等，第一個在大腦閃過的念頭往往是「該看醫生了！」卻很少有人換個角度思索：在看醫生之前，我能不能先做些什麼以緩解症狀？

　　如果不幸得了腸胃炎，飲食要注意什麼才能加快復原？因為工作壓力大而感到胸悶，但這種胸悶跟心臟病發作的胸悶，又該如何區別？是否知道自己偏頭痛，卻不知道如何靠生活習慣改善？腰酸、背痛、加上腳麻，竟然有自己就可以做的改善方式？生病除了看醫生吃藥，有什麼自我保健的方法是自己就可以做的？

　　本章節由生活中常見的「症狀」著手，深入淺出的介紹頭痛、胸痛、腹痛、筋骨痠痛、發燒等常見不適之症背後重要的鑑別診斷（Differential Diagnosis），還有醫師可能沒時間告訴你的重要病理機轉，以及如何從食衣住行出發的預防保健之道！

惱人的頭痛

案例：美珠今年 37 歲，平時擔任保險業務員的工作，背負許多業績壓力。每當業績不達標，美珠往往寢不安席、食不下嚥，頭痛也常於此時發生，更令她無法專心工作而陷入惡性循環。她上網找了「偏頭痛」的資料閱讀，覺得自己症狀有點像，因此自行前往藥局購買相關藥物，吃了幾天卻效果不彰。

頭痛的原因非常多，除了第一章節提到的「雷擊般劇烈頭痛」、「嚴重頭痛伴隨發燒」、「頭痛伴隨意識不清」等等情況，必須趕緊到急診排除緊急情況外，大部分的頭痛較為慢性卻十分惱人。其實只要正確診斷，並於日常生活中避開頭痛的誘發因子，絕大多數病患都能有顯著改善。

小心掉進「偏頭痛」的陷阱！

「偏頭痛」是常見且耳熟能詳的頭痛之一。以我自己的經驗而言，病患常常來到診間，不等醫師開口，就自行告知醫師：「醫師啊，我偏頭痛又犯了！」但各位有所不知的是：「偏頭痛」這個名詞已被太過濫用，甚至許多患者自以為的「偏頭痛」並非正確診斷，以至於治療的效果不盡理想，難怪怎麼吃藥效果都不好！

不是偏頭痛！？那病因是什麼？

頭痛依據原因，可簡單的分為原發性頭痛以及次發性頭痛。原發

原發性頭痛綜合比較表

	緊張型頭痛	偏頭痛	叢集性頭痛
好發年齡	30 ～ 50 歲	25 ～ 55 歲	20 ～ 40 歲
疼痛位置	頭部整圈加上後頸部，如戴上緊箍圈的位置	通常單側，少數情況雙側	單側，常為眼睛及附近的區域
疼痛嚴重度	輕度至中度	中度至重度	極度嚴重
疼痛型態	疼痛伴隨緊繃感	疼痛具搏動感	疼痛具燒灼感
發作持續時間	30 分鐘至 1 週	4 至 72 小時	15 分鐘至 3 小時
發作次數	<15 次／月	1 ～ 2 次／月	1 ～ 8 次／天
伴隨症狀	少數人可能畏光或對聲音敏感、不會伴隨噁心、嘔吐感	噁心、嘔吐感、畏光、對聲音敏感、可能有前驅症狀或前兆	患側眼睛紅腫、眼瞼下垂、瞳孔縮小、流淚、鼻塞、流鼻水、眼皮水腫、前額及臉頰浮腫

 蒼藍鴿醫學急救站

　　原發性頭痛較常見，主要原因是頭部痛覺系統太敏感，一點點不適就會被放大百倍的概念。

性頭痛與頭部的痛覺神經系統過度敏感有關；次發性頭痛則泛指頭痛為其他疾病所導致，例如腦膜炎、腦瘤。本小節會將重點放在較常見的原發性頭痛上。

- **原發性頭痛**：常見的原發性頭痛有緊張型頭痛、偏頭痛、以及叢集性頭痛。

  ◆ **緊張型頭痛**（Tension headache）：如果你常常頭痛加上肩頸痠痛，就要小心是不是緊張型頭痛囉！緊張型頭痛是所有頭痛中最常見的，平均每 10 個人就有 7 人以上受緊張型頭痛所苦。緊張型頭痛的發生原因尚有爭議，以前認為起因於頸部、臉部及頭皮肌肉的過度緊張收縮，較新的理論則認為與疼痛受器的過度敏感有關。典型的症狀如下：

頭痛是以輕度至中度「鈍痛」為主要表現

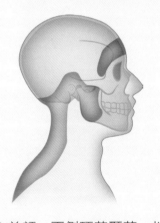
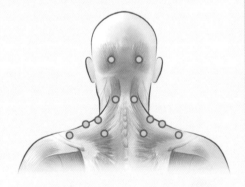

- 前額、兩側頂葉顳葉、以及後側枕葉感到緊繃感，並可能沿著後頸往下延伸（想像你是戴著緊箍圈的孫悟空，左圖）

- 按壓頭皮、後頸及肩膀肌肉會感到疼痛（如右圖壓痛點）。

緊張型頭痛預防小撇步

● 緊張型頭痛與生活壓力有密切關係，可能與壓力導致肌肉緊繃以及痛覺敏感有關，因此緊張型頭痛最好的預防方式就是適當處理壓力，並放鬆自己，常常一夜好眠後，這類頭痛就不藥而癒。

● 此外，根據研究，戒菸少酒、規律運動、均衡飲食、不攝取過多咖啡因及糖、以及攝取足夠水分，對於緊張型頭痛的緩解皆有幫助。

◆ **偏頭痛**（Migraine）：如果你是女性，且隨著月經週期常常有頭部單側的頭痛，就要小心是否罹患偏頭痛囉！偏頭痛的成因牽涉到多種因素，與先天的基因與後天的環境因素皆有相關，因此偏頭痛患者常有明顯的家族病史。此外，研究也指出偏頭痛與腦中血清素濃度下降有關，因血清素在疼痛調節上扮演非常重要的角色。偏頭痛的典型症狀如下：

偏頭痛前驅症狀（Prodrome）

偏頭痛發作前 1 至 2 天，患者可能會經歷前驅症狀，例如便秘、情緒波動、食慾增加、脖子僵硬、口渴、多尿、頻繁呵欠等等。

偏頭痛前兆（Aura）

偏頭痛發作前數分鐘至數小時，可能出現以下前兆：眼睛看到亮點或閃光、突發性失去視覺、手臂及小腿有針刺感、臉部或半邊身體感到麻及無力、說話困難、幻聽、肢體無法控制的抽動等。絕大多數偏頭痛患者並沒有前兆的表現。

偏頭痛發作後（Post-drome）

頭痛結束後，患者常感到筋疲力竭，並有頭暈、易怒、困惑、虛弱、畏光及對聲音敏感等表現，約持續 24 小時的時間。

偏頭痛發作時（Attack）

若無治療，疼痛發作時間約 4 至 72 小時。發作時疼痛常為單側，並伴隨搏動感或脈動感。此外，患者常出現噁心、嘔吐、畏光、視力模糊、對聲音敏感、頭暈等症狀。

預防偏頭痛，可從避開誘發因子著手

● 荷爾蒙的波動	在女性身上，雌激素的波動易引發偏頭痛的發生。因此有偏頭痛病史的女性，在經期中以及月經來之前容易偏頭痛。此外，懷孕以及停經婦女也較容易有偏頭痛的發生。
● 食物	起司、鹹食以及加工食品都易誘發偏頭痛。禁食或是跳過正餐（Skip meals）也容易誘發。
● 食品添加劑	甜味劑（阿斯巴甜, Aspartame）以及味精（麩胺酸鈉, MSG）易誘發偏頭痛。
● 飲品	酒精（特別是白酒）以及高咖啡因飲品是誘發因子。
● 藥物	如口服避孕藥及血管擴張劑。
● 感官刺激	強光、噪音、撲鼻的氣味都是誘發因子。
● 睡眠擾亂	時差、失眠或是睡過久皆易引發。
● 環境因素	如天氣或氣壓的變化。
● 劇烈運動	特別是體力透支的時候。
● 壓力	壓力誘發頭痛十分的常見，學習如何與壓力共處是根本之道。

　　許多偏頭痛患者會發現，服用一般的「普拿疼」對於頭痛有緩解的效果，但服用「普拿疼加強錠」效果卻大打折扣，為什麼會這樣呢？原因就是這些「加強錠」的止痛藥往往含有咖啡因，而雖然咖啡因對於某些頭痛有緩解效果，卻亦有患者的頭痛會被咖啡因所加劇。因此未必包裝上寫著「加強錠」就一定有較佳的療效。

◆ **叢集性頭痛**（Cluster headache）：頭痛伴隨流眼淚以及流鼻涕，就要小心是不是叢集性頭痛了！叢集性頭痛好發於男性，在原發性頭痛中較少見，卻是最劇烈難受的頭痛之一。發生原因目前醫學界尚無定論，有學者認為腦中的下視丘生理時鐘之異常可能扮演某種角色。叢集性頭痛的患者常週期性的在半夜睡覺時痛醒，其典型症狀如下：

叢集性頭痛的發作分成密集發作期（cluster periods）以及休止期（Remission periods）。前者常持續 6 至 12 週，在此期間內頭痛常反覆發作；後者則常持續數月，甚至數年，此期間內頭痛不發作。休止期過後，可能再度進入密集發作期，形成循環。

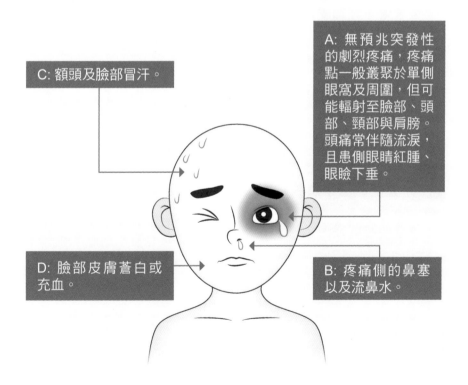

C: 額頭及臉部冒汗。

A: 無預兆突發性的劇烈疼痛，疼痛點一般叢聚於單側眼窩及周圍，但可能輻射至臉部、頭部、頸部與肩膀。頭痛常伴隨流淚，且患側眼睛紅腫、眼瞼下垂。

D: 臉部皮膚蒼白或充血。

B: 疼痛側的鼻塞以及流鼻水。

預防叢集性頭痛小撇步

叢集性頭痛並無明顯的誘發因子，如食物、壓力、賀爾蒙等，但是酒精會加劇密集發作期的頭痛頻率，因此宜盡量避免。

簡而言之，如果你睡覺睡到一半，眼窩處突然劇烈疼痛，並伴隨噴眼淚及流鼻涕，那極有可能是叢集性頭痛！

● **次發型頭痛：**這類的頭痛肇因於身體其他部位的疾病，可能原因有急性鼻竇炎、牙齒疾患、頭部靜脈血栓、血管瘤、動靜脈畸形、腦瘤、一氧化碳中毒、腦震盪、皰疹神經痛、三叉神經痛、中耳炎、腦炎、腦膜炎、巨細胞血管炎、青光眼、高血壓、腦出血、原發性腦壓升高、弓漿蟲感染、中風、恐慌症等等。次發型頭痛須針對根本病因治療，頭痛才有改善的機會。

蒼藍鴿醫學急救站

次發型頭痛要治本不能治標的意思啦！例如急性鼻竇炎造成的頭痛，一旦服藥治好了鼻竇炎，頭痛也會跟著痊癒。

Q：什麼樣的頭痛要特別小心？

A：● 頭痛伴隨其他症狀，如發燒、體重減輕。

● 有重大危險因子，如愛滋帶原者、癌症患者。

● 頭痛伴隨神經學異常，如單側無力、意識不清、個性改變。

● 突發性的劇烈頭痛。

● 患者超過 50 歲，且為新發生的頭痛。

● 頭痛隨著時間越來越嚴重。

● 雖有頭痛病史，但這次發作不同於以往型態。

● 頭痛隨著姿勢變換而加劇 (如躺下)。

● 頭痛會被咳嗽、打噴嚏、運動等動作誘發。

　　若頭痛伴隨以上情形，請務必盡快尋求醫療協助。出現這些情況代表腦部可能有實質性的病變，例如腦部的感染、血管出問題（如缺血性中風或腦出血）、長腦瘤、癌症轉移至腦部、腦壓升高等等。若臨床上懷疑是大腦的實質病變，醫師會盡快安排進一步的檢查，如腦部的電腦斷層攝影，以釐清是否有明顯可見的病灶以利進一步的治療。

　　腦部是人類的意識中樞、平衡中樞及生命中樞，因此出現這些不尋常的頭痛一定要特別小心。

胸悶、胸痛，
是不是心臟出了問題？

案例：志明今年 50 歲，於某電器公司擔任中階主管。近日由於底下部門營運不佳而遭到上級的約談，並給予三個月改善期。若三個月後部門收益沒有起色，主管位置恐不保。自此志明每日上班如履薄冰，心理壓力也倍增，胸口時不時就有悶悶的感覺。一日半夜他因嚴重的胸悶而驚醒，深怕是罹患了新聞上常聽到的「心肌梗塞」，連忙打了 119 請救護車送他來急診。急診室醫師問診後馬上做了心電圖，並抽血檢驗心臟酵素，但結果並無任何異常，因此初步判斷胸悶可能是壓力以及自律神經失調所引起。

胸悶或胸痛十分常見，且疼痛的型態非常多元，從刺痛、壓痛至鈍痛、燒灼感皆可能發生。若是心血管問題造成的胸痛、疼痛感，甚至會轉移至脖子、下巴、肩膀、後背等等。筆者在第一章中曾提過，若胸痛的原因牽涉到心臟問題或肺臟問題，則可能有生命危險，需盡快就醫。這個小節則會為大家剖析常見胸痛的原因、病理機轉以及因應之道。

原來這些原因都會胸口悶痛！

胸悶或胸痛的表現十分多元，視其成因而定。之前在台大醫院急診服務時，因胸口悶痛來就診的人不在少數，有些患者甚至時不時就會因胸痛發作而前來就醫。值得注意的是胸口悶痛常非心臟問題所引

起，然而對於民眾來說，自行判斷不適感是否為心臟引起並不容易。因此若胸痛已造成您的不舒服，還是建議盡早就醫，讓臨床醫師做詳細的檢查。在此，我們簡單將胸口不適的成因為分為心臟相關、肺部相關及其他因素。

心臟相關之胸口不適

若胸口悶痛的成因為心臟相關，常具有以下表現，建議出現這些情況則趕緊就醫：

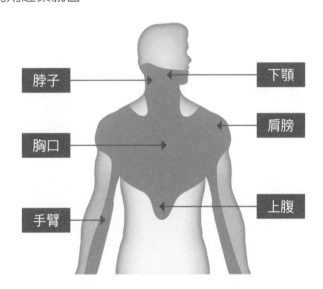

- 胸口處撕裂痛、或如大石頭壓住般的疼痛，疼痛感輻射至脖子、下巴、肩膀、上肢，甚至背部（如圖）。
- 胸口有壓力感、腫脹感、燒灼感或緊繃感。
- 疼痛感反覆，每次持續數分鐘以上，並隨著身體活動而加劇。
- 覺得呼吸喘不過氣。
- 全身冒冷汗。
- 覺得頭暈及全身虛弱無力。
- 伴隨噁心、嘔吐感。

至於常見之心臟因素引起的胸痛，發生原因可細分為以下數種：

心肌梗塞

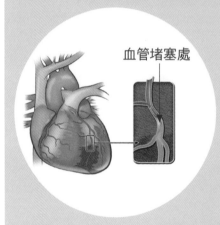

血管堵塞處

即一般俗稱的「心臟病發作」。起因為供應心臟血流之「冠狀動脈」堵塞，造成心肌細胞缺氧而壞死，有立即致命的危險。

● **蒼藍鴿貼心提醒**：「心肌梗塞」就是俗稱的「心臟病發作」。

心絞痛

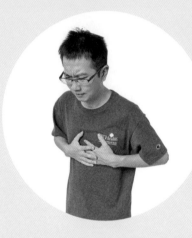

心絞痛可視為心肌梗塞的前期。此時心臟的「冠狀動脈」血流已經不足，但尚未達到心肌細胞壞死的程度。因此，心絞痛常於運動時，心肌細胞需氧量提高時發生；或是好發於天冷時，冠狀動脈收縮以至於心肌血液量減少而缺氧。

● **蒼藍鴿貼心提醒**：把「冠狀動脈」比喻成水管的話，心肌梗塞是水管完全堵死而沒有水流；心絞痛則是水管只有部分堵塞，但水流已經不夠。

主動脈剝離

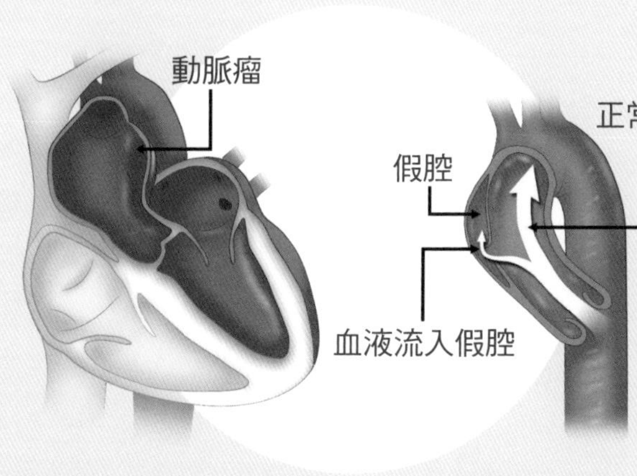

胸口的大動脈管腔因管壁結構異常（如動脈瘤）或是高血壓，使得血管壁內膜和中層撕開分離，形成所謂的「假腔」（如上圖）。當大量血液湧入無效的假腔中，會使得重要器官的血液供應不足，更甚者因假腔內壓力過大而使主動脈破裂，有致命的危險。

通常主動脈剝離發生時，患者會感受到「此生最劇烈尖銳的胸痛，且痛到背後」。

● **蒼藍鴿貼心提醒：**簡單來說，血液原本要在管腔內流動，現在都擠到管壁的「假腔」裡面去了，造成血流供應不足，甚至主動脈因此而破裂。

蒼藍鴿醫學急救站

雖然胸口悶痛，通常不是心臟問題所導致，但仍建議及早就醫排除此種較危急的情形。通常醫師會藉由心電圖及抽血檢驗心臟酵素來獲取更多的線索。

心包膜炎

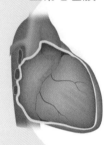
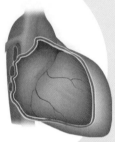

正常心包膜　　　心包膜發炎

心包膜為包覆在心臟外的囊狀組織，可能因感染或自體免疫疾病等因素而發炎。典型症狀為胸口尖銳的刺痛感，疼痛會隨著吸氣或躺下而加劇。

心肌炎

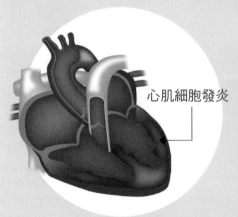

心肌細胞發炎

心肌炎為心臟肌肉的發炎，常為病毒感染所引起，如流感病毒、克沙奇病毒（腸病毒家族的一株）等等。心肌炎為非常嚴重的感染，有一定的致死率。病患一經診斷心肌炎，常需進加護病房觀察治療，視情況會需要體外心肺循環機的支持。

● 蒼藍鴿貼心提醒：體外心肺循環機就是鼎鼎大名的「葉克膜」。

預防心血管因素導致的胸痛，從 **5** 個建議做起	① 控制空腹血糖 < 126 mg/dL。	② 控制血壓 < 130/80 mmHg。
③ 控制低密度膽固醇（LDL）< 100 mg/dL。	④ 飲食三低一高：低糖、低鹽、低油、高纖維。	⑤ 規律運動：每周至少運動 5 次、每次 30 分鐘、強度以略喘得宜。

● **肺部相關之胸口不適**：肺部相關之胸口不適也是相對緊急的一環，尤其是肺栓塞常需要立即的醫療介入，否則有生命的危險。

◆ **肺栓塞**（Pulmonary embolism）：肺臟內的肺動脈遭到血栓堵住，以至於血流無法抵達肺臟完成氣體交換，再加上可能因肺動脈壓力提高造成右心衰竭，為具生命危險的急症之一。常見症狀有呼吸喘、胸痛、咳血等等。

 蒼藍鴿醫學急救站

　　心臟的「冠狀動脈」堵塞＝心肌梗塞；肺臟的「肺動脈」堵塞＝肺栓塞，兩者都是非常緊急的狀況，需要立即的醫療介入。

易發生「肺栓塞」的高風險病患

「肺栓塞」之所以發生，下肢的深層靜脈栓塞（Deep vein thrombosis）常是罪魁禍首。一旦沉積於下肢靜脈的粥狀斑塊（Plaque）脫落形成血栓，血栓隨著血流回到右心後，便容易順流至肺動脈，堵住血管形成肺栓塞。也因此，以下 3 種狀況的人具有較高風險發生肺栓塞，須特別留意：

1. **久坐不動的人**：如搭飛機（即經濟艙症候群）、臥床的病患、腳部開刀後無法移動的病患。

2. **高凝血狀態的人**：如孕婦、或具有高凝血狀態先天疾病之患者。

3. **肺動脈內皮細胞異常的患者**：如開過肺部的刀、或做過肺部導管手術。

◆ **氣胸**（Pneumothorax）：氣胸是指氣體不正常地進入肋膜腔，形成積氣狀態。這股氣體的壓力會壓迫肺部導致塌陷，進而影響患者的呼吸。患者常有呼吸喘、患側胸口刺痛感等表現。

◆ **肋膜發炎**（Pleurisy）：如同心臟有心包膜，肺臟周圍也有肋膜。肋膜同樣可能因感染或自體免疫疾病等因素導致發炎，造成胸口刺

 蒼藍鴿保健一點通

簡而言之，如果腳都不動➡下肢血液回流不好➡下肢深層靜脈內血液凝集，形成血塊➡血塊剝落，順著血流回到右心，然後抵達肺動脈堵住血管➡肺栓塞形成➡肺部無法換氣、右心衰竭➡悲劇。所以沒事多動動腳是有好處的！

痛。這種疼痛常會因為吸氣或咳嗽而加劇。

◆ **其他肺臟相關疾病：**如肺炎、支氣管炎、肺結核、肺腫瘤、肺塌陷、血管炎等等。

● **其他因素之胸口不適：**

◆ **消化系統相關因素：**如胃食道逆流（俗稱「火燒心」）、吞嚥障礙、膽胰疾病等，皆可能造成胸口不適。

嚴重的氣胸有生命危險，不可不慎！

　　若氣胸嚴重，肋膜腔累積的氣體太多，會壓迫到腔靜脈而影響回心血流，造成血行動力不足。此情況稱為張力性氣胸（Tension Pneumothorax），為需要立即搶救的急症之一。氣胸未必為外傷造成，自發性氣胸亦為常見病因。

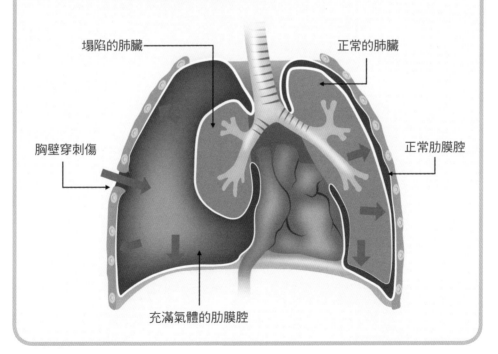

塌陷的肺臟

正常的肺臟

胸壁穿刺傷

正常肋膜腔

充滿氣體的肋膜腔

◆ **肌肉骨骼相關因素**：如肋軟骨炎、胸口肌肉拉傷、纖維肌痛症、肋骨外傷等等。

◆ **皮膚疾病相關因素**：如帶狀皰疹（俗稱「皮蛇」，詳見第 3-3 節，第 172 頁）會造成胸口皮膚的刺痛感。

蒼藍鴿影音大補帖

胃食道逆流
如何緩解與預防？

◆ **身心疾病相關因素**：如恐慌發作、焦慮症、憂鬱症、自律神經失調等皆會造成胸口不適。此類因素造成的胸口悶痛雖非急症，但患者比例並不低。

◆**腹式呼吸**
腹式呼吸可以活化副交感神經，減少焦慮。做法如下：以鼻子慢慢的吸氣，直到腹部微微鼓起，再慢慢吐氣。

◆**均衡飲食**
每日至少五蔬果，營養素是穩定神經的基礎。

安定自律神經，你可以這麼做！

◆**規律運動**
運動除了強身健體，也有助於自律神經的調節。

◆**充足睡眠**
睡眠對於放鬆的重要性不言可喻。

◆**多曬太陽**
陽光可刺激血清素的分泌，對於情緒有正向的幫助。

胸悶亂服舌下錠，小心二次傷害！

近年來，民間掀起一陣「硝化甘油舌下錠」的採購潮與濫用潮。原因推測是有不肖分子大力宣傳「胸痛即趕緊使用舌下錠」這個似是而非的概念，再加上民眾「好康道相報」的習慣，造成許多中老年人藥品不離身，深怕心臟病突然發作而暴斃。事實上，硝化甘油舌下錠是強力的血管擴張劑，如果是心臟血流不足引起的胸痛，服用舌下錠後的確能夠擴張冠狀動脈而緩解胸痛。

但是前面提過，**大多數的胸痛並非心臟因素所造成，此種狀況下服用舌下錠不但沒有好處，反而容易造成低血壓，甚至頭暈昏厥。**許多人原是壓力大導致的胸悶不舒服，服用舌下錠後反而造成低血壓，結果昏厥撞到頭被送來急診。所以這類藥品的使用真的是不可不慎。

硝化甘油舌下錠使用小叮嚀

- 購買舌下錠前，務必跟您的家庭醫師或心臟科醫師討論是否適合使用，以及清楚了解使用的時機與方法。
- 若使用 3 顆舌下錠後胸痛仍未改善，需趕緊就醫。
- 舌下錠務必坐著服用，以減少頭暈昏厥等症狀的發生。

 蒼藍鴿用藥補給站

未跟醫師討論就自行服藥的結果，常是根本病因不但沒有解決，反而承受了藥物的副作用，實非明智之舉。

scene **2.3**

腹部好痛，
是不是吃壞肚子了？

　　案例：淑芬今年 35 歲，在某會計事務所上班。一日晚餐後她覺得肚子有些不舒服，自行服用胃藥之後，不但沒有好轉，反而隨著時間過去越來越難受，並伴隨噁心想吐的感覺。到了半夜，輾轉難眠的她發現疼痛的範圍從肚臍周圍漸漸的移往右下腹的位置，也開始感到畏寒，因此決定前往醫院急診室就診。急診室醫生了解病史及做了理學檢查後，初步懷疑腹痛是闌尾炎所引起，因此安排了抽血以及腹部電腦斷層檢查以確診。

　　腹痛腹脹也是病患來到急診的主要主訴之一。檢查起來的病因十分多元，從吃壞肚子、腸胃炎，到本案的闌尾炎（俗稱盲腸炎）、腸阻塞、腸穿孔、膽道疾患、胰臟疾患、功能性腸疾患等等皆有所見。我在急診服務的時候，還有一位年輕男性因為遭到友人灌酒以致嚴重胃痙攣來求診，所幸經診斷給藥後即緩解不少。這小節就帶著大家了解常見的腹脹、腹痛原因以及預防之道。

 蒼藍鴿醫學急救站

　　「鑑別診斷（Differential Diagnosis）」是醫學上的重要名詞，意思為某種症狀出現時，背後可能的疾病組合。例如「肚子痛」的鑑別診斷有腸胃炎、闌尾炎、膽囊炎、胰臟炎等等。

脹氣好難受，該如何緩解及預防？

　　脹氣是許多人都有的經驗。我自己的經驗是，每當吃完正餐後趴著休息，醒來後肚皮常脹得有如鼓面，敲擊時還會出現咚咚咚的鼓音，十分不舒服。究竟肚子裡為什麼會有氣體呢？

● **腹內氣體產生的原因**：腸胃道的空氣有進有出。進去的氣體中，約 90％的空氣是由口中吞入，不到 10％的空氣是由腸內菌所產生。而要排出氣體主要就是藉由兩個方法：打嗝跟放屁。也因此，如果進入腸胃道的空氣多過於排出的氣體，那麼脹氣就發生了。我們可以簡單的將成因二分為氣體產生過多、以及排出不良。

◆ **氣體產生過多**：發生的原因相對單純，主要是由口吞入太多空氣、抑或是吃了太多高產氣的食物。也因此，容易脹氣的人切忌邊吃東西邊講話、狼吞虎嚥、抽菸、吃檳榔、喝氣泡飲料，造成吞進腸胃道的氣體過多。此外，也要盡量少吃高產氣食物（詳見第 122 頁）。

◆ **氣體排出不良**：許多因素會造成氣體排出不良，一一介紹如下：

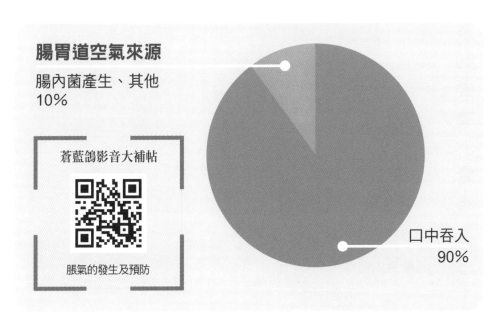

腸胃道空氣來源

腸內菌產生、其他
10％

蒼藍鴿影音大補帖

脹氣的發生及預防

口中吞入
90％

● **姿勢**：如趴睡、駝背、久坐，皆會影響腸胃蠕動而減少氣體的排出。孕婦也容易因腸胃道被壓迫而造成氣體排出不易。經常起身活動即能有效的緩解脹氣。

● **功能性腸疾患**：如大腸激躁症、習慣性便秘等。

● **結構性腸阻塞**：如開刀後的腸沾黏、腸胃道腫瘤造成的阻塞，常會有脹氣、腹痛、嘔吐等等的表現。

2 種脹氣要特別小心

◆ **第 1 種**：脹氣持續三天以上沒有好轉。

◆ **第 2 種**：除了脹氣，還合併嘔吐、拉肚子、血便、體重減輕、排便習慣改變、發燒等各式症狀。

出現以上 2 種狀況，通常代表是病理性原因造成的脹氣，記得盡快尋求醫師的協助哦！

產氣食物一覽表

低產氣食物	米、蛋、魚、禽類、萵苣、花椰菜、黃瓜、辣椒、梨子、番茄、蘆筍、草莓、橄欖、葡萄、玉蜀黍、果仁、巧克力
中產氣食物	馬鈴薯、蘋果、茄子、麵包
高產氣食物	豆類、根莖類、十字花科蔬菜、牛奶、洋蔥、芹菜、胡蘿蔔、葡萄乾、香蕉、梅子、杏仁

能不能吃東西？急性腸胃炎指南！

　　急性腸胃炎可以說是每個人都有的經驗。發作起來除了腹部絞痛、上吐下瀉，也可能伴隨發燒及上呼吸道的症狀，十分難受。腸胃炎是一種腸胃道的感染症，一般而言可以簡單區分成「細菌性腸胃炎」以及「病毒性腸胃炎」。

● **細菌性腸胃炎**：細菌性腸胃炎常見的病原菌有沙門氏桿菌、赤痢桿菌、空腸彎曲桿菌、病原性大腸桿菌、金黃色葡萄球菌、仙人掌桿菌及霍亂弧菌等等。這類型的腸胃炎好發於夏季，患者可能排出帶血絲便或是黏液便。一經確診後，醫師會判斷病原體的種類以及嚴重度決定是否投予抗生素治療。抗生素是治療「細菌感染」的藥物。因此如果是「病毒感染」，使用抗生素沒有任何意義，還會助長細菌的抗藥性發生。

● **病毒性腸胃炎**：絕大多數的腸胃炎屬於此種。最常見的病原體是輪狀病毒、諾羅病毒以及腺病毒。諾羅病毒及輪狀病毒主要流行季節為冬季，而腺病毒則是一整年內都會發生。病毒性腸胃炎的主要症狀是水瀉和嘔吐，也可能伴隨腹痛、發燒、頭痛、噁心、肌肉酸痛等症狀。絕大多數的病毒性腸胃炎是自限性的，只要注意水分與電解質的補充，病程過去後就會自然康復。

 蒼藍鴿保健一點通

　　自限性（Self-limited）是醫學上常用的術語之一。一個疾病為「自限性」常代表病患不需特別治療，只須等待自然病程結束後就會痊癒。換句話說，就是「佛系疾病」的意思。

預防腸胃炎，你可以這麼做

腸胃炎主要是以「糞口」為傳染途徑，亦即患者排泄物中含有大量的病原體，這類病原體被健康人士吃下肚後即會造成感染，因此請務必：

◆ 勤洗手，尤其在吃飯前、如廁後、以及烹飪前。

◆ 食物徹底煮熟，飲用水煮沸後再飲用。

◆ 消毒被汙染物體的表面、清洗被汙染的衣物及床單、小心處理病患的排泄物及嘔吐物。

Q：得了腸胃炎，還能吃東西嗎？

A：以前的患者得了腸胃炎，醫師可能會叮嚀「盡量少吃東西，多補充水分與電解質。」然而較新的觀念認為腸胃炎「不需完全禁食」，因即早開始進食可以加速病毒性腸胃炎的恢復。除非患者一吃就會吐或拉肚子，才選擇空腹 1 至 2 餐讓發炎的腸胃休息。腸胃炎的飲食建議如下：

● 可使用口服電解質液矯正因拉肚子造成的脫水現象。

● 食物部分選擇容易消化的澱粉類食物，如稀飯、米湯、麵條、饅頭、吐司等等。纖維質較少的水果，如香蕉、蘋果等也合適。蛋白質方面可以選擇清蒸魚，較容易消化。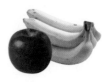

● 避免高脂肪以及甜份高的食物，如炸物、蛋糕、果汁。

● 急性期及恢復期避免飲用牛奶，因腸胃炎會使腸道上的乳糖酶失去功能，喝牛奶非常容易拉肚子。

闌尾炎（盲腸炎）一定要開刀嗎？

闌尾，是連結在盲腸上，如小指狀般的囊狀構造。闌尾是個退化的器官，平常對我們身體沒什麼貢獻，還可能因為糞石（Stercolith）堵塞管腔，造成細菌過度孳生而引發「闌尾炎」，也就是一般聽到的「盲腸炎」。

闌尾炎好發的族群

闌尾炎在任何年紀的人，無論男性、女姓皆可能發生。然而最好發於 10 ～ 30 歲的年輕人。換句話說，年輕人腹痛（尤其是右下腹），要特別小心是否為闌尾炎，若疼痛幾個小時內未緩解則趕緊就醫。

闌尾炎典型症狀

先是肚臍周圍的悶痛，後疼痛漸漸移往右下腹部。隨著患者闌尾位置的不同，疼痛位置會跟著改變，例如孕婦的闌尾位於較上方，因此常以上腹痛來表現。此外，闌尾炎常有以下症狀：

◆ 腹痛隨著咳嗽、行走、跳躍而加劇。

◆ 噁心嘔吐感。　　◆ 排便異常，可能便祕或是腹瀉。

◆ 食慾下降。　　◆ 明顯的腹脹。

◆ 低燒，隨著發炎嚴重度提升會越來越高燒。

 蒼藍鴿醫學急救站

盲腸炎應稱之為「闌尾炎」比較精確，因為發炎的「闌尾」是連接於「盲腸」上，兩者是相鄰但不同的構造。所以懷疑闌尾炎不要拖延就診，拖到闌尾破了就不好辦了。

　　若闌尾炎沒有及時治療，闌尾會開始腫脹、化膿、甚至破裂。嚴重發炎而破裂的闌尾會導致腹膜炎，是非常嚴重的感染，需立即投予廣效抗生素治療，且有一定的生命危險。根據闌尾炎的嚴重度，選擇的治療方式與順序會隨之不同：

● 手術割除闌尾

　　若闌尾炎尚未造成危及生命的嚴重感染，手術割除闌尾為第一優先選擇。方法有傳統開腹手術以及較新的腹腔鏡手術。一般而言腹腔鏡手術的傷口較小、疼痛較輕、且復原較快。但要注意腹腔鏡手術並非適合所有人。若闌尾已嚴重化膿，甚至破裂，外科醫師可能會考慮傳統開腹手術清瘡，如此才能將腹腔中的發炎組織與積膿都處理乾淨。

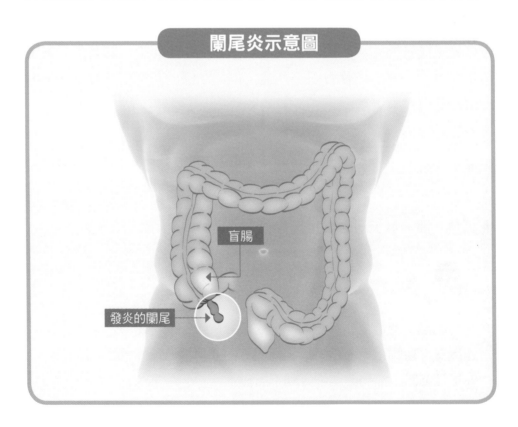

闌尾炎示意圖

盲腸

發炎的闌尾 →

● **廣效抗生素治療**

若闌尾炎造成的感染十分嚴重，則會出現血壓不穩、尿量減少、意識不清等敗血性休克的症狀。若當下判斷不適合手術，則會先以廣效型抗生素治療一個療程，也可能加上引流管引流膿液，等感染控制下來再進刀房切除闌尾。

當然有人會問，如果使用抗生素治療後情況改善，是不是可以不開刀？一般而言還是會建議把闌尾拿掉，一來是因為闌尾沒有實質上的功用；二來是如果闌尾還在，以後仍可能會復發。

闌尾炎開刀後的保健，可以這麼做

1. 前幾天避免劇烈活動。若您是做腹腔鏡手術，建議前 3 ～ 5 天避免較大的動作；若是傳統開腹手術，則開刀完前 2 週的動作都要小心。

2. 大笑或咳嗽時，務必給予傷口一個支持的力量。可以使用枕頭或手掌來支撐，避免傷口裂開。

3. 若服用止痛藥後傷口仍疼痛難耐，務必趕快回診請醫師檢查。

4. 起身時動作放慢，凡事都慢慢來。覺得身體可以負荷後再漸漸增加活動強度與速度。

5. 恢復階段的充足睡眠非常重要，身體會比平時需要更多休息。

6. 回到學校或工作崗位後，量力而為，通常會需要 2 ～ 4 周的時間才能嘗試一般強度的活動。

scene 2.4

常見肌肉骨骼疼痛大解析！

　　案例：淑娟今年 50 歲，是一位平凡的家庭主婦。平時身體還算健康，只是偶爾背部會有酸酸的感覺，經過熱敷按摩之後就會改善不少。5 天前大掃除正在搬重物時，淑娟背部突然疼痛起來，她趕緊放下手邊的工作並吃了止痛藥。藥物雖然有效，但藥效一過疼痛感再度襲來。

　　這兩天發現除了下背痛，小腿及大腿後側也開始有些麻麻的感覺，因此趕緊至門診就診。門診醫師問完病史後、做了理學檢查並安排胸椎腰椎 X 光攝影，初步判斷是腰部椎間盤突出壓迫到腰椎神經，因此造成了背痛、腳麻等等的症狀。給予病患衛教後，醫師便安排了一系列的復健治療。

　　肌肉骨骼的不適也是不少人需要面對的課題。依我在急診室的經驗來看，因嚴重下背痛而來求診的病患不在少數。然而我都會提醒患者：急診是處理急重症的場所，特別是那些有生命危險的人。

　　而下背痛雖然不舒服，來到急診還是只能止痛居多，有許多精密的檢查以及後續的復健治療，還是得靠門診醫師安排，病患知情後也表示理解，多數患者後續在門診治療也獲得良好的成效。

　　深諳此議題的重要性，因此這一小節就深入淺出的為大家介紹抽筋、下背痛、以及自體免疫疾病的常見原因與保健之道。

抽筋好痛苦！除了補充鈣片之外，我該怎麼辦？

「抽筋」是許多人都有的毛病。年輕人常常是運動的時候抽筋；等年紀邁入中年，會開始有睡覺時小腿抽筋等情形發生。許多人面對抽筋，第一個念頭就是「是不是身體缺少鈣質？」然而，缺鈣只是抽筋發生的原因之一。若無腦補充鈣質而未注意其他面向，改善抽筋的效果往往大打折扣。

造成抽筋的原因有哪些？

以下七種原因，是最常見造成抽筋的因素：

◆ **身體的總水分不足**：因此適時補充水分很重要。

◆ **電解質不平衡**：鉀、鈉、鈣、鎂不足，使用利尿劑的病患更容易發生。

◆ **肌肉過度緊張疲勞**：因此運動前的暖身非常必要。

◆ **肌肉溫度過低**：睡前溫熱敷小腿有助於抽筋的改善。

◆ **孕婦**：容易電解質不平衡（尤其容易缺鈣），下肢循環亦不佳。

◆ **周邊血液循環不良**：如周邊動脈疾病、靜脈曲張及糖尿病、高血壓等慢性病患者。

◆ **其他神經肌肉病變**：如神經根壓迫疾病、及其他較罕見病因。

為什麼劇烈運動後容易抽筋？

為何劇烈運動後容易抽筋呢？套入上述可能的七種原因分析，我們可以得知：**劇烈運動後，身體的水分不足，再加上鉀離子等電解質的流失、肌肉過度緊張疲勞**。如果在運動之前又沒有先暖身的話，肌肉的血液循環又會大打折扣，就更容易抽筋囉！而令人困擾的睡覺時腿部抽筋，一樣可以針對上述 7 種原因去做根本的改善與調整。

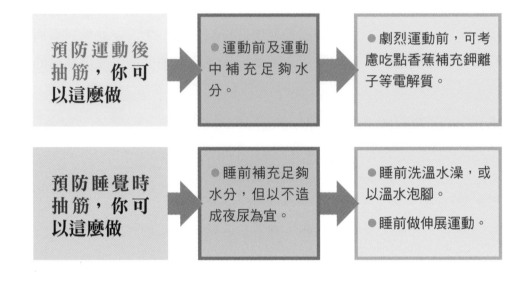

| 預防運動後抽筋，你可以這麼做 | ● 運動前及運動中補充足夠水分。 | ● 劇烈運動前，可考慮吃點香蕉補充鉀離子等電解質。 |
| 預防睡覺時抽筋，你可以這麼做 | ● 睡前補充足夠水分，但以不造成夜尿為宜。 | ● 睡前洗溫水澡，或以溫水泡腳。
● 睡前做伸展運動。 |

Q：抽筋發生時，該怎麼辦？

　　A：坊間有一種說法，「左腳抽筋則舉起右手，右腳抽筋則舉起左手」，這種說法缺乏實證依據，以前抽筋的時候，我如此試過也沒有緩解，因此建議大家拉伸抽筋的肌肉才是根本之道。

● 停止當下動作，並盡量放鬆。

● 溫柔的伸展抽筋的肌肉。

● 可加上按摩、冰敷止痛作為輔助。

蒼藍鴿影音大補帖

抽筋的原因及預防之道

長期令人困擾的下背痛

下背痛常影響患者的日常生活及工作，是門急診常見的主訴之一。背痛可分為急性背痛（*疼痛 <6 週，常為跌到或搬重物所引起*）以及慢性背痛（*疼痛 >3 個月，相對少見*）。令人慶幸的是，絕大多數的下背痛是可以預防或改善的，真正需要到手術治療的下背痛相對少數。

背痛常見的原因

◆ **肌肉或韌帶拉傷**：搬重物或背部不適當的出力常造成背部肌肉或脊椎韌帶的拉傷，甚至會引發背部肌肉痙攣而產生劇烈疼痛。

◆ **椎間盤破裂或突出**：椎間盤是兩節脊椎間的緩衝構造。當脊椎承受較強的垂直力量時（*例如搬重物*），椎間盤便有可能因這股力量而破裂，使得椎間盤向後方或側方突出，造成背痛。若突出的椎間盤壓迫到附近往下走的神經根，便可能導致腰痛、腰麻、下肢麻痛等等的表現。

◆ **關節炎**：退化性關節炎會影響脊椎接合處的關節，嚴重的話甚至會使脊髓腔的空間變得狹窄（*亦即椎管狹窄*），間接使得脊椎神經遭到壓迫。

◆ **脊椎骨骼異常**：當脊椎的曲度異常，如嚴重的脊椎側彎亦會造成背痛。

◆ **骨質疏鬆**：常見於年長者。由於脊椎骨骨質疏鬆，造成脊椎骨產生壓迫性骨折。除了背痛，也會造成身高變矮、背無法打直等等的表現。路上常見許多長者身高不高，且只能駝背走路，主要就是因為脊椎壓迫性骨折的關係。簡單來說就是骨質疏鬆的脊椎被體重給壓

扁了。關於骨質疏鬆詳見第 3-4 節（詳見第 176 頁）。

何謂「椎間盤突出壓到神經」？

下列是脊椎的側視圖及脊椎橫剖面圖。可見脊神經是由脊髓腔兩側發出，支配我們軀幹、四肢的運動及感覺。因此一旦椎間盤向後突出壓迫到神經，便會對該神經支配的區域造成影響，如麻、痛、無力等等。

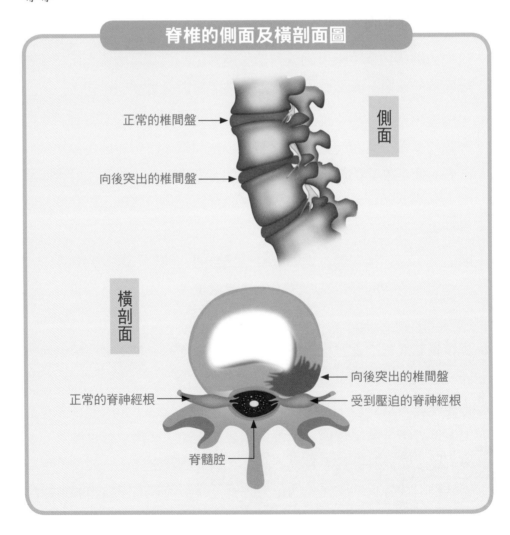

脊椎的側面及橫剖面圖

側面

正常的椎間盤

向後突出的椎間盤

橫剖面

向後突出的椎間盤

正常的脊神經根

受到壓迫的脊神經根

脊髓腔

預防及改善背痛，你可以這麼做

❶ **維持適當的體重**：過重的體重
長久下來會對脊椎及椎間盤造
成極大的負擔，也會
使得背部肌肉過度
疲勞。若您的體重
超過正常值，則減重
是改善背痛的絕佳方
法。

❷ **運動**：規律、低強度
的有氧運動例如快走及
游泳，可以增強背肌的
強度及耐力，亦可增強
背肌的保護功能。

❸ **站姿及坐姿**：背打直，
並可在腰後放顆枕頭，
使腰椎維持適當的彎曲
角度。坐的時候雙腳自然
落地，膝蓋務必與骨盆同高。

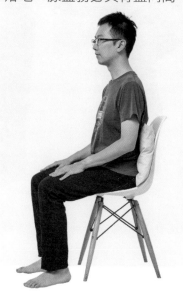

❹ **訓練肌肉的力量與彈性**：適度
的核心運動可增強腹肌與背肌
的強度及協調性，對於您的背
部有相當好的保護作用。

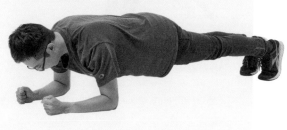

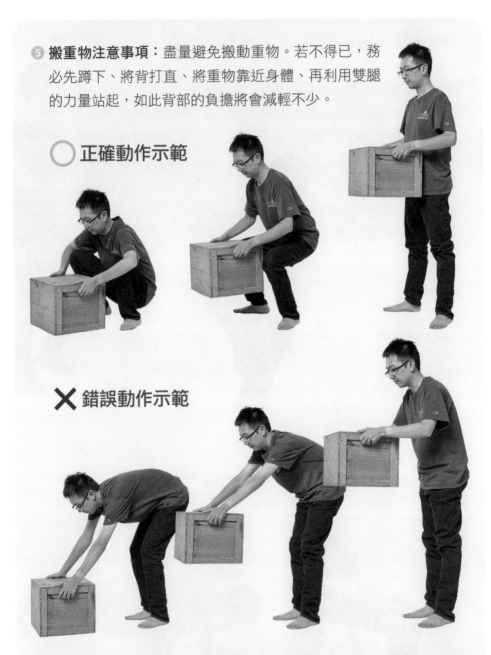

⑤ 搬重物注意事項：盡量避免搬動重物。若不得已，務必先蹲下、將背打直、將重物靠近身體、再利用雙腿的力量站起，如此背部的負擔將會減輕不少。

⭕ **正確動作示範**

❌ **錯誤動作示範**

※ 若搬重物時雙腳未彎曲，將造成脊椎及背部肌肉過大的負擔，易誘發背痛等不適。

出現下列背痛，務必盡快就醫

◆ 伴隨大小便困難，或失禁。　◆ 背痛伴隨發燒。

◆ 外傷導致的下背痛。　　◆ 嚴重背痛，不會因為休息而緩解。

◆ 疼痛／麻感漸漸往下肢延伸。

◆ 單側或雙側下肢出現麻／刺／無力等症狀。

◆ 背痛伴隨顯著的體重減輕。　◆ 50 歲後第一次發生背痛。

◆ 有癌症、骨質疏鬆、長期使用類固醇等病史。

＊醫學上有意義的體重減輕，指的是 6 個月內減輕達原本體重的 10%，或是在 1 個月內急速下降 5%。

免疫細胞攻擊自己人：淺談自體免疫疾病

有部分患者的關節軟組織疼痛，與運動傷害或結構上的異常並無關係。他們所罹患的疾病統稱為「**自體免疫疾病**」，簡單來說他們的「**免疫細胞**」敵我不分，連自己的細胞也攻擊。這種攻擊是全面性的，而關節常常是攻擊的目標之一，也因此這類患者常常會有對稱性的多處關節酸痛。

免疫細胞為何攻擊自己人？

免疫細胞是靠對方細胞表面的「醣蛋白」來辨識這個細胞是敵方還是我方。整個辨認的過程極為精細且複雜，因此難保免疫細胞可以 100% 正確的辨識。**一旦身上帶有某些基因或特定的免疫疾病，再加上後天環境誘發等等的因素，使得免疫細胞不受控的辨識錯誤而攻擊自身的細胞，「自體免疫疾病」就發生了。**

自體免疫疾病發生時，由於身體多處組織都可能受到免疫細胞的攻擊，因此症狀表現往往非常多樣，初期並不容易診斷出來。我們列

舉常發生在年輕女性以及年輕男性的紅斑性狼瘡（Lupus）以及僵直性脊椎炎（Ankylosing Spondylitis）為例：

紅斑性狼瘡小檔案

　　紅斑性狼瘡好發於 15 ～ 45 歲的女性。免疫細胞會全面攻擊自身器官或組織，例如關節、皮膚、腎臟、血球、腦部、心臟、肺臟等等。常見症狀如以下：

● 疲倦。　　● 發燒。　　● 關節疼痛、僵硬及腫脹。

● 臉上出現蝴蝶斑（如圖）。

● 頭痛、意識混亂、記憶障礙。

● 皮膚照光後會出現紅疹，原有紅疹會更加惡化。

● 暴露在寒冷或有壓力的環境時，肢體末端容易發白或發藍。

● 呼吸喘不過氣。　● 胸口悶痛。

● 乾眼症相關症狀，如眼睛乾澀、有異物感。

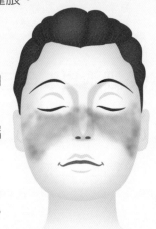

 蒼藍鴿醫學急救站

　　對於自體免疫疾病，不如想像成我國軍隊在領土上隨時防範敵軍軍隊的進攻，我國的軍隊就是自身的免疫細胞；敵國的軍隊就是病毒、細菌等等的病原體。即使兩國士兵穿著略為不同，但本國軍隊偶爾還是會產生誤判敵我的狀況而攻擊到自己的軍隊或平民。如果這種狀況嚴重到有症狀產生，就稱為「自體免疫疾病」。

僵直性脊椎炎小檔案

　　僵直性脊椎炎好發於青壯年男性，大部分患者皆有 HLA-B27 這個基因。在此疾病中，免疫細胞常不受控的攻擊自身的髖關節、脊椎關節、以及眼睛。若疾病長期缺乏控制，上下節的相鄰脊椎會因嚴重發炎而漸漸地融合，造成患者脊椎失去彎曲的能力，甚至有駝背的情況發生。僵直性脊椎炎常見的症狀如下：

● 背部及髖關節疼痛及僵硬，特別是早上起床時最為明顯。

● 肩頸痠痛。

● 全身疲倦。

● 視力受影響而模糊。

● 若影響到肋骨活動性，則易造成呼吸困難。

預防╱罹患自體免疫疾病，你可以這麼做

◆ 安定你的交感神經，減少壓力與緊張程度，可使免疫系統較為平衡（詳見第 118 頁）。

◆ 藥物治療以免疫抑制及調節為主，期間可能會提高感染的風險，因此要勤洗手、勤戴口罩，並注意衛生。

◆ 若病情穩定，醫師會視情況漸漸減藥，切忌私下減少藥量或停藥，以免使病情復發，變得更加難以控制。

◆ 如果要服用任何「補品」或「食療」，請務必與您的醫師討論。許多食材較為燥熱刺激，如辣椒、麻油等，反而會使疾病更難控制！

蒼藍鴿影音大補帖

三分鐘了解自體免疫疾病

scene 2.5

打噴嚏、皮膚癢：
令人煩躁的過敏

案例：蒼藍鴿是一位 16 歲的有為青年。從小到大沒生過什麼大病，也算是頭好壯壯。但每當換季的時候到來，透明鼻水就會開始不聽使喚的湧出，全身皮膚也會跟著癢起來，較嚴重時，甚至要規律服用抗組織胺，才得以靜下心來做事。隨著蒼藍鴿長大，鼻子的症狀開始漸漸改善，現在已不為常常流鼻水所苦，但皮膚癢的症狀還是偶爾會造成生活上的困擾，尤其是空氣品質較差的時候更是明顯。他也自行去驗了過敏原，除了對塵蟎過敏，其餘方面倒也沒特別發現。

這段案例是我以自身的故事出發，為大家呈現幾個過敏的常見表現。例如常在換季、空氣差、接觸過敏原的時候發生，通常隨著長大會有部分的好轉，而檢驗過敏原往往會得知對塵蟎過敏，除此之外能獲取的資訊也有限。這小節就花一些時間，將過敏相關知識的精華介紹給各位，盼對於為過敏所苦的讀者有一些幫助。

為什麼會過敏？

關於過敏的理論基礎非常多，但對於患者而言，可以將過敏簡單的理解成「免疫系統的失衡」。還記得前一小節提到的自體免疫疾病嗎？在自體免疫疾病中，身體的免疫系統將「自身的細胞」當成敵人而加以攻擊，因此引發了各式症狀。而在「過敏」中，我們的免疫細胞則是將那些「外來但不至於對身體有太大傷害」的物質當成敵人，

而誘發了接觸後強烈的發炎反應。舉例而言，對於「花生」過敏的人，即使吃下花生後不至於對身體造成危害，然而患者的免疫細胞卻將花生中的分子當成危害物質，而誘發了一連串的發炎反應，產生氣喘、過敏性鼻炎、異位性皮膚炎、甚至過敏性休克等表現。

　　過敏的嚴重性可大可小。小至輕微流鼻水或皮膚癢，大至產生致命的「過敏性休克」（詳見第 145 頁）。好幾年前在國外，便有花生過敏者因誤食了花生醬，導致嚴重的過敏性休克而死亡的案例。

過敏 3 部曲

● 身體首次接觸到過敏原不會產生症狀，但免疫細胞會記住這個過敏原，此步驟稱為「敏感化」。

→

● 身體再次接觸到過敏原，免疫細胞被活化，釋出促發炎物質。

→

● 發炎物質使支氣管收縮、微血管通透性增加，造成紅腫、癢、分泌物增加、呼吸困難等表現。

過敏的多樣性：原來這些不舒服都是過敏！

　　過敏的症狀，除了傳統大家所熟悉的打噴嚏、流鼻水、眼睛腫、皮膚紅腫癢、呼吸困難等之外，還有各種多樣性的表現，分類如下：

◆ 消化系統：如腹痛、噁心、嘔吐、腹瀉、消化道出血、解血便等等，常見於食物過敏。

◆ 皮膚組織：如蕁麻疹、血管性水腫、濕疹、紅斑、搔癢等等。

◆ 呼吸系統：如打噴嚏、流鼻水、咳嗽、氣喘、眼睛紅腫搔癢等等。

　　出現腹痛、嘔吐、腹瀉等腸胃症狀，不一定代表吃壞肚子或腸胃炎，也有可能是食物過敏哦！

孩子有這些症狀，要懷疑是不是過敏體質！

◆ **熊貓眼**：過敏性鼻炎的患者，常伴隨黑眼圈的發生。

◆ **常常搓揉鼻子**：因鼻子發癢的關係，可能摩擦到破皮。

◆ **習慣性鼻塞**：感冒的鼻塞通常不超過 2 個禮拜，因此若是慢性鼻塞則要考慮過敏的可能性。

◆ **呼吸時可聽見高頻「咻咻聲」**：這種聲音是氣喘的典型表現。

◆ **白天精神不佳**：過敏症狀可能造成孩子夜間睡不好，因此白天顯得沒有精神。

◆ **難以專心且失去耐性**：研究指出，有過敏體質的孩子，過動的比率顯著較高。且過敏控制好之後，過動的情形也會改善。

◆ **情緒較為低落及憂鬱**：研究亦發現，過敏患者不但容易出現過動傾向，也較容易有憂鬱、自閉的情形。

過敏雖然難以根治，卻得以完美控制！

在介紹過敏的治療前，我們先來聊聊詢問度很高的「自費過敏原檢測」。過敏原檢測主要有兩種：

◆ **皮膚過敏原檢測**：醫師會將含有過敏原的貼片貼在您的皮膚上，並檢測有無過敏反應。

◆ **抽血檢測 IgE 抗體**：檢驗血中是否存在針對特定過敏原會起反應的 IgE 抗體。

那麼，到底該不該做過敏檢測呢？許多過敏患者及兒童的家長曾詢問意見，我的回答一律是：「可以做，但要有心理準備，做了可

能對病情沒有太大幫助。」原因是並非所有的過敏原都能被檢測得出來。而且在台灣，超過 90％的患者對塵蟎有過敏反應，所以出現一個很有趣的狀況：10 個患者過敏發作的原因與型態皆不相同，但抽血檢驗結果都只對塵蟎呈陽性反應，真正罪魁禍首的過敏原卻查不出來。

所以我會鼓勵患者，嘗試自己從生活中發現可能的過敏原，例如發現嫌犯（例如某種食物），就試著不接觸此物質一段時間，看症狀是否改善。好佳在，現代醫學對於過敏已經有相當好的一套武器，詳述如下：

◆ **藥物治療**：可以選擇的藥物有抗組織胺、肥大細胞安定劑、白三烯素調節劑、類固醇、IgE 單株抗體、免疫調節劑等等。根據使用需求，藥物也分成口服、針劑、或是吸入型等等，醫師會針對患者的症狀及嚴重度選用最合適的藥物。

 蒼藍鴿用藥補給站

類固醇真的有那麼可怕嗎？

「類固醇」是俗稱的「美國仙丹」。因其有良好的抗發炎功效，因此廣泛用於自體免疫疾病、中重度過敏的病患上。類固醇的副作用算是相當出名，如月亮臉、水牛肩、軀幹肥胖、骨質疏鬆、皮膚變薄、腸胃出血等等。但這些副作用多半是在長時間使用中高劑量的口服或針劑類固醇才會發生。如果只是短暫的使用藥物壓抑發炎、甚至單純只是皮膚擦的類固醇，實不需焦慮於副作用的問題。有任何對於類固醇的疑慮務必與醫師討論，在適當的使用下，類固醇的使用絕對是利大於弊的。

◆ **避開過敏原**：這是治療及預防過敏最重要的一個步驟。一旦知道有哪些可能的過敏原，就要盡量減少暴露。一旦發炎減緩，受損組織才有修復的機會。

◆ **減敏療法**：若過敏十分嚴重，單靠藥物控制不佳，醫師可能會建議您使用減敏療法（就是坊間常聽到的「過敏針」或「減敏針」），療程常需要數年不等的時間。

◆ **腎上腺素注射**：此種方法用於嚴重且有生命危險的過敏患者，如過敏性休克的病患。

藥物可能產生或大或小的副作用。但只要符合適應症的使用，絕大部分的情況都是好處＞副作用。千萬不要因為害怕藥物的副作用，反而任由疾病惡化，危及到健康，甚至產生了生命危險。

過敏原無處不在、無孔不入：過敏的預防

絕大多數的過敏原都是由呼吸道吸入、口中吃入、或皮膚接觸而引發過敏。後兩者只要自己多注意食材以及環境衛生，一般而言相對容易預防。然而由呼吸道入侵身體的過敏原就相對困難。

這類過敏原相當的多，如塵蟎及其排泄物、黴菌、花粉、寵物毛髮、粉塵，甚至近幾年佔據新聞版面的 PM2.5 都可以是過敏原。也

Q：除濕機與空氣清淨機可降低過敏？

A：由於塵蟎、黴菌都喜歡濕度高的環境，只要維持室內濕度 50 ～ 60%，塵蟎與黴菌的生長速度就會大幅趨緩，對過敏者是一大利多。而空氣中的寵物毛髮、粉塵、細懸浮微粒（PM2.5）都是已知過敏原，靠著空氣清淨機可以有效濾除、減少過敏的發生。

因此除了環境與寢具的清潔，呼吸空氣的潔淨就變得日漸重要。以我自身的實測以及病友的分享，發覺**除濕機、空氣清淨機以及 PM2.5 口罩皆能有效減輕過敏的症狀**。預防過敏，最有效的方式就是由食物、環境衛生、以及吸入的空氣著手。

 蒼藍鴿保健一點通

PM2.5 是何方神聖？出門在外如何預防？

所謂的 PM 是 Particulate Matter 的縮寫，意思是「懸浮微粒」，而 2.5 是指這個懸浮微粒的大小，單位是微米（μm），所以 PM2.5 就是指直徑小於或等於 2.5 微米的懸浮微粒，又稱為「細懸浮微粒」。PM2.5 之所以可怕，在於其顆粒非常小，因此通過呼吸道時，並不會被鼻腔及氣管上的纖毛所濾除排出，而會直接侵入我們的肺泡，經由微血管進入全身血液循環，引發過敏及發炎反應。

一般使用的外科口罩及活性碳口罩皆無法阻擋 PM2.5。所幸政府於 2017 年制定了 PM2.5 口罩的相關檢驗標準與法規，亦有本地廠商製作出符合規範的口罩（下圖為全台第一家通過國家 PM2.5 防霾標準 CNS 15980 A 級認證，依人臉部線條設計 3D 立體造型，絕佳包覆，且鼻墊降低洩漏、擁有強化的防護力），並開始普及。對於常因髒空氣而過敏的患者是一大福音。

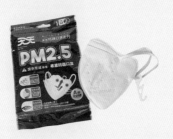 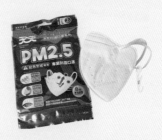

▲ PM2.5 口罩符合 A 級安全防護：PM2.5 ≦ 350(μg/m3)。

▲ PM2.5 口罩符合 B 級安全防護：PM2.5 ≦ 230(μg/m3)。

常用拋棄式口罩大評比

醫療口罩

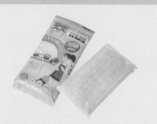

　　醫療口罩可以阻擋約 80% ～ 90% 的飛沫，對於防範感冒、流感等飛沫傳染具有極佳的效果。但對於麻疹、肺結核等空氣傳染的疾病防護力有限。醫療口罩的規範是 BFE 細菌過濾效率需 >95%。

PM2.5 口罩

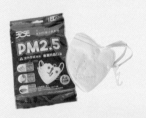

　　PM2.5 口罩具備防護細懸浮微粒的功能，在空污嚴重的秋冬春季扮演了非常重要的角色。由於 PM2.5 口罩仿冒品很多，購買 PM2.5 口罩時，需注意其是否通過政府 CNS15980 國家六項檢驗標準，如此才能確保口罩的防護力。

活性碳口罩

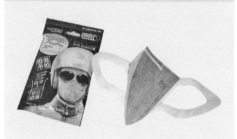

　　活性碳口罩的主要功能是吸附有機物質及異味氣體，因此適用於機車族、噴漆作業、灑農藥等場合。由於汽機車會排放碳氫化合物、氮氧化物、硫氧化物、一氧化碳等有機氣體，對於肺部有一定的傷害，此時使用活性碳口罩具有較佳的防護效果。注意單純的活性碳口罩對於預防飛沫傳染的成效並不佳，但現在市面上有許多的醫療級活性碳口罩，兼具了醫療口罩與活性碳口罩的功能，也不失為方便的選擇。

N95 口罩

　　N95 口罩是設計給「重工業防塵」使用，醫護人員也常拿來防範空氣傳染病，且相當不透氣，一般民眾使用到的機會較低。

過敏也可能致命：過敏性休克

　　過敏性休克是所有過敏反應中最嚴重的一種。患者會因為肺部支氣管強力收縮以及舌頭、喉頭水腫而呼吸困難；也會因全身性血管擴張而引發低血壓、心律異常等表現，有立即的生命危險。急救方式為患者或救護人員立刻施行腎上腺素注射，以拮抗血管的過度擴張以利症狀緩解，再立即送醫。

 蒼藍鴿醫學急救站

這些情況可能導致過敏性休克，不可不慎！

● 被昆蟲叮咬（尤其是蜂類）　　● 嚴重的食物過敏

● 嚴重的藥物過敏　　● 嚴重的乳膠接觸過敏

　　有過敏性休克病史的患者，醫師會建議隨身攜帶腎上腺素自動注射器以及病史文件，以備不時之需。

蒼藍鴿影音大補帖

如何戰勝過敏？

蒼藍鴿影音大補帖

PM2.5 有多可怕？

我好像發燒了,該怎麼辦?

案例:家豪今年30歲,平日是健身教練,飲食與作息也十分規律。約莫2周前他隻身前往日本旅行,於4天前回到台灣,整個旅程也算一帆風順。不料回家鄉後,由新聞得知在日本停留的地方竟然爆發了麻疹的疫情,讓家豪十分的緊張。今日早晨起床,家豪開始有了畏寒、發冷的表現,喉嚨也漸漸痛了起來。他連忙前往醫院,深怕自己感染了麻疹。醫院醫師初步檢查後,因家豪的流感快篩呈現陽性,判斷這次的發燒應是在日本感染流感病毒造成,而非麻疹。聽到結果的家豪鬆了一口氣,也備了口罩隨身戴著,避免將病毒傳染給同事或朋友。

「發燒」是每個人的一生都一定會遇到的症狀之一。剛開始發燒時患者常覺得全身發燙不舒服,一旦體溫越來越高,便會開始有畏寒、發冷、甚至全身打寒顫等等的表現。然而對於發燒,**許多人仍存著誤解,例如深信發燒會燒壞腦袋而過度積極的退燒,或是使用冰枕退燒等等,都是不完全正確的概念與做法。**

發燒,是對抗病原體的正常現象!

在人類大腦中有個體溫調節中樞,叫做「下視丘」。下視丘負責調控我們體內的核心溫度維持在37℃左右,以維持人體中相關「酵素」及「蛋白質」的功能性及活躍性。今天一旦人體被細菌、病毒等病原體入侵,人體內的免疫細胞就會釋出發炎介質。發炎介質作用在下視丘,下視丘便會調高核心體溫,以利於人體盡速驅逐入侵體內的病原體。

身體的核心溫度（Core Temperature）

大腦中的下視丘負責人體核心溫度的調控，一般狀態下核心溫度為攝氏 37 度左右。

病原體入侵

一旦細菌、病毒等病原體入侵人體，會使得免疫細胞分泌出發炎介質。

免疫細胞驅逐病原體

身體核心溫度提高，會使得免疫系統更加活躍，相關酵素的活性亦會增加，利於人體驅逐病原體。一旦感染受到控制，體溫便會恢復正常。

發燒

發炎介質作用在下視丘，會使得下視丘調高核心體溫至攝氏 38-42 度，身體便開始有畏寒、發抖等不舒服感，稱為發燒。

發燒會不會燒壞腦袋？

　　在兒科的門急診，常遇見父母憂心忡忡的帶著發燒的小孩來就診，深怕「發燒燒壞小朋友的腦袋」。但事實就如之前所述，「**發燒是人體對抗病原體的正常現象，並不會損害腦細胞。**」但是老一輩的人會有這樣的誤解也不是沒有原因，主因是幾十年前的醫療與公衛水準相對不發達，腦炎、腦膜炎等中樞神經系統感染症盛行率並不低。

 蒼藍鴿醫學急救站

　　因為兒科診間常見許多焦慮的父母，拼命詢問醫師發燒是否會燒壞孩子腦袋，儘管醫護盡力解釋了仍有所質疑。因此許多兒科醫師都聽過這一句玩笑話：「發燒會燒壞腦袋！但不是小孩的，而是燒壞父母、阿公或阿嬤的。」

147

　　這類中樞神經系統的感染除了會發燒（再複習一次：發燒是身體對抗病原體的正常現象），病原體本身還可能侵犯腦細胞，造成癱瘓、智力缺損等等的神經學症狀。因此，會造成腦袋壞掉的其實是病原體本身，而發燒只是腦炎、腦膜炎的症狀之一而已，它完全是無辜的。

發燒是否可以用冰枕、冷水澡、擦拭酒精等物理方法退燒？

　　不建議。發燒是由於下視丘調高整體的核心溫度，因此以外在的物理方式退燒效果有限，身體仍會不斷產熱將體溫拉高。**服用退燒藥阻斷發炎介質對下視丘的作用，才是比較根本的方法。**以下摘錄自台灣兒科醫學會對使用物理方式退燒的建議 (2010 年)：

　　冰枕等物理退燒法只能加速散熱，並不會矯正發炎反應所引起腦部體溫定位點的異常上升現象。這就好比說發燒的時候，我們的腦子

Q：**有聽說：「中暑而體溫過高」會影響到大腦而造成神經學後遺症，但為什麼您說：「發燒不會燒壞腦袋」呢？**

　　A：發燒（Fever）指的是身體對抗感染或是發炎，造成核心體溫升高的反應。因為發燒的體溫上升是由下視丘精密的調控，基本上很少超過 42℃，因此沒有燒壞腦袋的疑慮。

　　但中暑就不同了！中暑的患者由於身體的產熱與散熱嚴重失衡，因此體溫可能向上突破至超過 43℃，造成中樞神經系統的損傷。發燒跟中暑是不同的，我們並不會說一個中暑的人 " 發燒了 "，因兩者定義有根本上的差異。

　　所以簡單來說，發燒不會燒壞腦袋，但是中暑會。

會認為 38℃ 以上才是正常體溫，冰枕等物理退燒法違背腦部的設定而讓熱量流失，就好比把熱水器溫度設在 100℃，一面插電加溫，一面卻一直丟冰塊進去，不但讓病人有寒冷的不適感覺，也會增加無謂的能量消耗，所以發炎性疾病不應使用冰枕等物理退燒法，而應使用可以矯正腦部體溫定位點的退燒藥。

對於代謝疾病、慢性心肺疾病、慢性貧血等患者而言，他們無法應付突增的能量需求，可能導致代謝機制崩潰或心肺衰竭，這類病人發燒時使用冰枕的危險性更高。若是衣服穿太多、中暑等體溫過高的情形，此種狀態下腦部體溫定位點正常，但身體的產熱與散熱嚴重失調，此時才建議使用物理退燒法。

發燒服用退燒藥的好處？

可能有讀者有疑問，既然發燒是身體對抗病原體入侵的自然反應，那麼吃退燒藥退燒，是否減緩了免疫細胞驅逐病原體的速度，反而使得疾病不容易復原呢？其實各位是不用擔心的，目前並沒有研究的證據指出服用退燒藥會延長病程。而且大家都有發高燒的經驗：高燒會造成身體處於畏寒、寒顫、極度不適的狀態。而**若適時的服用退燒藥，燒退的期間身體舒服的多，得以充分休息，也是對於疾病的恢復有所助益。**

 蒼藍鴿醫學急救站

發燒大於 38 度時，可視身體不舒服的情況服用退燒藥。以冰枕、洗冷水澡、擦拭酒精等物理方式退燒效果較為有限。

嚇壞父母的「兒童熱痙攣」

什麼是兒童熱痙攣？

小孩子發燒時，偶爾會伴隨著全身抽搐、雙眼上吊、口吐白沫等「癲癇發作」的症狀。在抽搐結束後，小孩子會有一段對刺激沒有反應的意識混亂期，之後才會漸漸甦醒。如此發燒伴隨癲癇發作的現象，稱之為「兒童熱痙攣」。

絕大多數的兒童熱痙攣為良性，並不會產生後遺症。

為什麼會發生兒童熱痙攣？

由於熱痙攣是隨著發燒而產生，因此許多父母深信是發燒「導致」熱痙攣的發作，但這個觀念不完全正確。熱痙攣本質上還是跟基因或是體質最有關係。

有熱痙攣體質的小孩，可能略微發燒就會導致痙攣發作；而沒有這種體質的孩子，即使高燒到 40 度以上，也不會有熱痙攣的發生。因為跟基因有關，所以有熱痙攣體質的小孩，常常可以尋覓到相關的家族史。（例如爸爸或媽媽小時候也有熱痙攣的發作經驗）。

熱痙攣會發作到幾歲才會停止？

一般而言，熱痙攣發作的年紀是 6 個月到 5 歲，超過 5 歲之後便很少發作。因此若孩子的熱痙攣是超過 5 歲時才首次發生，或是超過 5 歲時仍不斷復發，務必盡快尋求小兒神經科醫師的協助，以釐清是否為其他的病因導致痙攣發作。

熱痙攣根據症狀，可以區分為簡單型熱痙攣以及複雜型熱痙攣。

	簡單型熱痙攣	複雜型熱痙攣
發作時間	小於 15 分鐘	大於 15 分鐘
發作症狀	雙側手腳對稱性的抽搐，伴隨眼睛上吊、口吐白沫等症狀。抽搐結束後會有一小段時間失去意識。	手腳單側或是不對稱的肢體抽搐。可能伴隨其他神經學症狀，例如單側無力。若發覺是複雜型熱痙攣務必趕緊就醫。
24 小時內發作次數	24 小時內只發作一次	24 小時內發作不只一次
未來預後	佳。絕大多數孩童超過 5 歲便不再發作，很少演變成癲癇症。	較差。未來有較大機率演變成癲癇症，也較可能有中樞神經系統的實質病變。

熱痙攣發生後，有可能復發嗎？

是有可能的。相關統計指出：一歲前即發作的嬰兒，再發的機率約 50％；一歲後才發作的幼兒，則有 30％的機會；若之前已發作過兩次，約 50％的患者會有第三次的發作。

Q：積極的退燒，能否預防熱痙攣的發生？

A：這是許多父母會有的疑問：既然熱痙攣是伴隨著發燒而產生，那如果積極退燒，是否能預防熱痙攣發作呢？很可惜答案是否定的。許多研究都指出，即使積極退燒（例如體溫 38 度就趕緊服用退燒藥），也無法有效的預防熱痙攣發作。有學者們推論熱痙攣可能是因為體溫的改變所誘發，也因此，體溫升高時容易誘發熱痙攣；相對的，使用退燒藥退燒也可能使得熱痙攣發作。所以回到原點，究竟熱痙攣會不會發作，還是與體質及基因最有關係。

孩子熱痙攣發作，你可以這麼做！

◆ 保持鎮定，將孩童周遭物品移開，以免抽搐時撞傷。

◆ 抽搐結束後，可使之側躺。如此可預防被口水嗆到，並維持呼吸道的暢通。

◆ 切記不要塞東西進孩子嘴裡，會有被噎到的風險。

◆ 帶小孩至兒科檢查，確定沒有電解質異常等其他造成痙攣的原因。

蒼藍鴿影音大補帖

發燒會不會燒壞腦袋？

令人害怕的兒童熱痙攣

小孩子發燒怎麼辦？

 蒼藍鴿醫學急救站

　　兒童熱痙攣發作的處理方式，與先前第一章提到的大人癲癇是雷同的。最重要的就是不要驚慌、不要塞東西進患者嘴裡，並維持呼吸道的暢通！

這些常見的「疾病」，知己知彼即百戰百勝！

上個章節介紹了常見的「症狀」，本章則由另一個角度，從「疾病」的面相切入。

聽說流感引發重症致死率非常的高，該如何注意及預防？最近壓力大，睡眠品質低落，有什麼不吃藥的改善方法？嘴唇臉頰長了皰疹，同事說這是性病的一種，真的是這樣嗎？家中長輩上週跌倒，因為骨質疏鬆而骨折住院。新聞上說女性停經後就容易骨鬆，我該怎麼預防？癌症很可怕，但網路上有人說癌症的治療更可怕！是不是不要治療比較好？

人的一生中，往往會面臨許多大小病痛。值得注意的是：小病跟大病不過是一體兩面。當小病被忽視，就可能變成大病甚至奪命；若大病被患者正視，改變了生活型態並規律接受治療，亦有痊癒的可能。

因此，本章由常見的「疾病」出發，除了要讓讀者精簡扼要的了解疾病的根本原因與病理機轉，更要點出疾病常見的迷思以及破解之道，最後就是根本且實際的「預防方式」。只要確實做到，絕對可以省下一堆跑醫療院所的時間，何樂而不為？

感冒與流感，
常見卻可能致命！

　　案例：雅婷今年 27 歲，去年開始在銀行業上班。5 天前，一些流行性感冒的症狀，如高燒、肌肉痠痛、喉嚨痛開始出現，因此她自行到了藥局拿了一些成藥服用。然而一天天過去，除了高燒未完全消退，雅婷也覺得身體越來越虛弱，胸口開始有一點悶痛的感覺，以前從來沒有過這樣的經驗。今天晚上她覺得身體實在不行了，因此攔了計程車前往醫院急診室。甫抵達急診室，雅婷旋即全身癱軟的倒在地上呻吟。在場醫師確認生命徵象後，隨即做了理學檢查、心電圖、流感快篩以及抽血檢查，判斷是流感病毒引發的心肌炎。雅婷立刻被送入加護病房密切觀察並接受後續治療。

　　以上的案例看起來很驚悚，卻是發生在我朋友上，一個確確實實的例子。感冒與流感並不可怕，但如果輕忽了這兩個疾病變成重症的可能性，一旦發生便會令人懊悔不已。

 蒼藍鴿醫學急救站

　　流感與感冒是完全不同的疾病，兩者是由不同的病毒所引起。很多人以為流感就是比較嚴重的感冒，這完全是錯誤的概念。

感冒 VS 流感：綜合比較表

	一般感冒（Common Cold）	流感（Flu）
病原體	腺病毒（Adenovirus）、呼吸道融合病毒（RSV）、鼻病毒（Rhinovirus）等等	流感病毒（Influenza Virus）
影響範圍	呼吸道局部症狀	全身性症狀
發病速度	突發／漸進性	突發性
臨床症狀	喉嚨痛、打噴嚏、鼻塞	喉嚨痛、倦怠、肌肉痠痛
發燒	少發燒，僅體溫些微升高	高燒 3～4 天
病情	較輕微	嚴重，無法工作／上課
病程	約 2～5 天	約 1～2 週
併發症	少見（中耳炎、鼻竇炎或其他），通常較輕微	肺炎、心肌炎等重症機會較高
流行期間	春秋冬季	冬季多
傳染性	傳染性不一	高傳染性

（資料來源：衛福部疾管署網站）

感冒濫用抗生素，小心超級細菌的產生！

在門診常會聽到患者如此的要求：「醫生，聽朋友說感冒吃抗生素好得比較快，你可不可以開抗生素給我？」這些患者殊不知，抗生素是治療細菌感染的藥物，然而感冒或是流感皆為病毒感染，因此抗生素不會有任何效果，反而會造成副作用。

不當的使用抗生素，會有哪些副作用？**抗生素除了會殺死入侵體內的病原細菌，就連腸道內的益生菌叢也會受到波及，因此服用抗生素可能會有腹脹、腹痛、腹瀉等等的副作用**，特定體質的人甚至會對

155

抗生素過敏。值得注意的是，**若不當的服用抗生素，會助長體內抗藥性細菌的生成，往往對病情更加不利。**因此務必遵從醫師處方使用抗生素。

然而，如果是感冒或流感造成的次發性細菌感染，就有使用抗生素的需求。例如感冒後引起的中耳炎、鼻竇炎、肺炎等等。

「克流感」是什麼？施打「流感疫苗」真的有效嗎？

「克流感」和「流感疫苗」這兩個名詞常常讓一般民眾霧煞煞。更甚者有民眾因為一般感冒來就診，卻要求醫師開立抗流感藥物，實因民眾往往搞不清楚一般感冒與流感的區別。

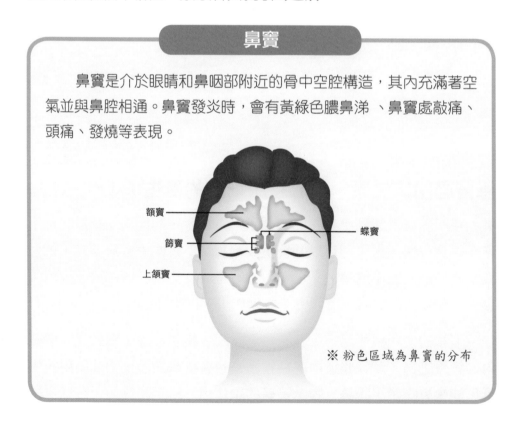

鼻竇

鼻竇是介於眼睛和鼻咽部附近的骨中空腔構造，其內充滿著空氣並與鼻腔相通。鼻竇發炎時，會有黃綠色膿鼻涕、鼻竇處敲痛、頭痛、發燒等表現。

額竇　篩竇　上頜竇　蝶竇

※ 粉色區域為鼻竇的分布

Q：為何感冒或流感容易造成次發性細菌感染？

A：人體的鼻竇、耳咽管、氣管等部位皆有所謂「纖毛」的構造。正常狀況下，纖毛會規律地向外擺動，將異物以及病原體清除。然而當我們的上呼吸道受到病毒感染時（如感冒或流感），纖毛清除病原體的能力會受影響而大為下降，因此容易引發後續的細菌感染，造成鼻竇炎、中耳炎、以及肺炎等。

「克流感」顧名思義，是對抗「流感病毒」的藥物之一（常見的抗流感藥物有克流感、瑞樂沙、瑞貝塔等），因此只針對流行性感冒有效果，對於一般感冒無任何助益。

「流感疫苗」則是預防流行性感冒的疫苗，一樣只針對流感有預防效果，對於一般感冒沒輒。值得注意的是，流感疫苗是利用不活化病毒做成的疫苗，因此並不會因為施打流感疫苗而得到流感。

簡單來說，「克流感」用來治療流感；而「流感疫苗」用來預防流感。至於一般感冒因為症狀輕微，目前尚未有特效藥物或疫苗的研發上市。但無論是一般感冒或流感，若在自然病程中未引發重症，人體皆會產生免疫反應及抗體來擊退病原體，接著逐漸好轉而康復。

「克流感」的效果到底如何？

雖然「克流感」是流行性感冒的特效藥，但已有眾多研究表明，克流感約只能縮短病程一天的時間，且要在發病後 48 小時內開始服用才有顯著效果。舉例來說：原本可能 10 天會痊癒的流感，會縮短

1 天變成 9 天，因此有沒有服用克流感的差距並沒有說真的非常顯著。再加上現行健保政策下，想服用克流感藥物常常得自費（1 位成人服用 1 個療程是 1 千多元）。究竟縮短 1 天的病程值不值 1 千多塊，可能就要請患者自行衡量。

施打「流感疫苗」的重要性

既然使用抗流感藥物的效果有限，就更加顯現「流感疫苗」的重要性了。**流感疫苗是由不活化的流感病毒製作而成，施打後會讓人體對於流感有一定抵抗力**。依據往常經驗，台灣施打的公費流感疫苗常為三價（2A1B 型）；若想施打保護力更佳的四價疫苗（2A2B 型）則需自費。根據歷年統計，得到流感重症甚至死亡的案例，超過90％皆未接種流感疫苗，足見流感疫苗預防重症的重要性。

Q：為何先前施打過流感疫苗，仍然中標了呢？

A：這是許多人都有的疑問。會發生這種情況通常有幾種可能：

● 世界衛生組織的疫苗預測失準，製作出來的疫苗沒有針對到發生流行的病毒株。但即使如此，疫苗也會具有一定的交叉保護力，使得得到流感後的症狀減輕。

● 您的流感疫苗沒有每年施打。通常流感疫苗保護力超過半年就會逐漸下降，因此流感疫苗是每年接種。

● 您得到的是一般感冒，而不是流感，所以流感疫苗沒有效哦！

*每年的流感疫苗，都是世界衛生組織（WHO）針對次年可能流行的病毒株，做出的大數據統計以及預測。近幾年預測都算相當準確，疫苗平均有 7 成以上的保護力！

感冒流感不可怕，「重症」才可怕！

前面提到，其實無論是感冒或流感，只要是免疫力健全的人，免疫系統都有能力驅逐這類病毒性的病原體，因此等自然病程過後就會痊癒。

然而在少數狀況下，感冒或流感會引發重症（詳見第 160 頁），此時會需要進一步治療，嚴重的話，甚至有生命危險，不可不慎！本節一開始的急救病例就是流感引發重症的真實案例。

預防流感 / 感冒併發重症，你可以這麼做

◆ 每年定期施打流感疫苗。

◆ 發燒超過 3 天或出現類似重症的症狀則趕緊就醫，不可拖延。

◆ 平時均衡飲食及規律運動，提升免疫力。

◆ 常曬太陽，並攝取足量的維生素 D 及鋅。已有研究顯示維生素 D 及鋅對於預防感冒似乎有一定的效果。

蒼藍鴿影音大補帖

流感疫苗該打嗎？

「著涼」會不會感冒？

預防感冒，
維生素 D 很重要！

為何感冒後，
咳嗽總會拖很久？

鼻涕顏色的意義，
你有想過嗎？

流感／感冒常見重症整理

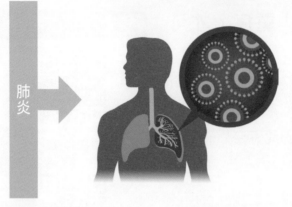

肺炎

肺炎是肺部的發炎。可能是病毒直接感染肺部造成發炎，亦可能是次發性的細菌感染。肺炎常見的症狀有發燒、咳嗽、濃痰、胸痛、呼吸喘等等。

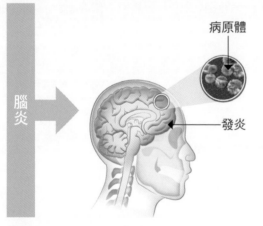

病原體

發炎

腦炎

腦炎為病原體感染到腦部，產生中樞神經系統受損的症狀。常見表現有發燒、頭痛，以及意識不清、痙攣、抽搐、昏迷、肢體無力等神經學症狀。

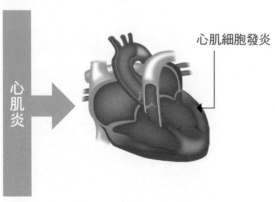

心肌細胞發炎

心肌炎

為病原體感染到心肌細胞，有一定的致死率。常見症狀為發燒、心悸、胸悶、胸痛、頭暈、倦怠、昏厥、呼吸喘等症狀。病患一經診斷心肌炎，常需進加護病房密切觀察，視情況會需要體外心肺循環機的支持。

名詞大補帖：體外心肺循環機就是鼎鼎大名的「葉克膜」。

獨自欣賞黑夜的美：
失眠怎麼辦？

案例：志明今年 58 歲，是某行銷公司的經理。之前身體沒有生過什麼大病，唯獨最近失眠的狀況一直困擾著他。他總感覺 50 歲過後，睡眠的熟度長度就不如以往。除了入睡得花更多時間，最困擾的是到了早上 4 ～ 5 點就會自動醒來，然後再也睡不著。到了每日下午，精神不佳的他就會撥出 1 個多小時睡午覺。然而到了晚上入寢時間，又覺得精神不錯而難以入睡，因此陷入了惡性循環。

以上案例是許多失眠者都會經歷的情景。尤其隨著年紀越來越大，睡眠的品質往往每況愈下。若是長期且嚴重的失眠，更會對身心造成非常大的影響與傷害。

長期睡眠不足，對身體有哪些影響？

一般而言，睡眠不足的定義是一天睡眠時間小於 7 小時。短期睡眠不足對身心的影響，相信大家都有經驗，包括頭暈、頭痛、無法專心、精神不佳、情緒暴躁、記憶力減退等等。而長期的睡眠不足，更會對身體產生莫大的危害！

難以入睡還是淺眠？失眠型態大不同！

失眠的型態百百種。有患者為難以入睡所苦；有患者是淺眠，只要周遭環境有風吹草動就很容易驚醒；有些人（特別是老人家）則是

161

睡眠的「持久度」不佳，早晨 3 ～ 4 點便容易自然醒，之後就再也睡不著。在尋求醫師協助之前，不妨記錄下自己失眠的型態，如此醫師可以更順利的評估以及給予建議。

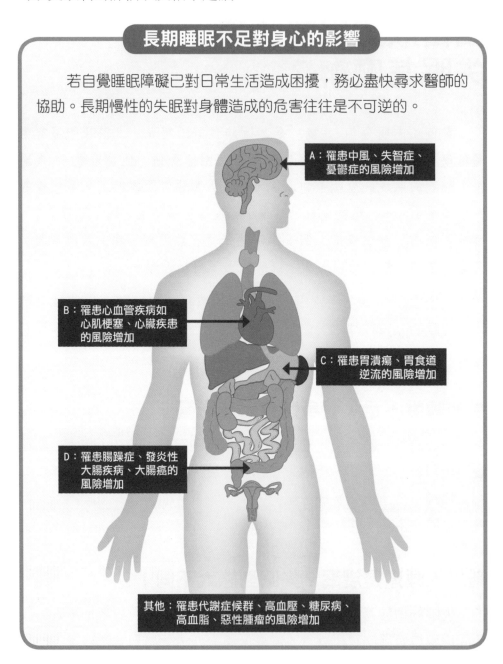

長期睡眠不足對身心的影響

若自覺睡眠障礙已對日常生活造成困擾，務必盡快尋求醫師的協助。長期慢性的失眠對身體造成的危害往往是不可逆的。

A：罹患中風、失智症、憂鬱症的風險增加

B：罹患心血管疾病如心肌梗塞、心臟疾患的風險增加

C：罹患胃潰瘍、胃食道逆流的風險增加

D：罹患腸躁症、發炎性大腸疾病、大腸癌的風險增加

其他：罹患代謝症候群、高血壓、糖尿病、高血脂、惡性腫瘤的風險增加

針對不同型態的失眠，使用的藥物也會有所不同。例如難以入睡的患者，藥物的選擇就會以短效助眠藥物為主；若是淺眠或是持久度不夠，藥物可能就會以中長效為優先。當然每位患者對於不同類型助眠藥的反應都不同，建議可以確實記錄下服用藥物後的睡眠情形，以利回診時讓醫師做出最適當的調整。

不想吃藥怎麼辦？「睡眠衛生」是救星！

當然讀者會有疑問：對於失眠，除了助眠藥物之外，難道就沒有其他好方法了嗎？答案是有的，就是四個字：睡、眠、衛、生！所謂的睡眠衛生，就是一系列可以促進睡眠品質的方法，這些方法或許十分直觀，但每一項都要做好做滿，也沒有那麼容易呢！

想要一夜好眠，請掌握這些「睡眠衛生」！

◆ 養成每天固定時間上床睡覺的習慣：例如固定晚間 23:30 上床，隔天 7:00 起床。身體對上床時間有了記憶性，睡眠品質自然提升。

◆ 盡量戒掉「睡午覺」的習慣：一開始聽起來很殘忍，但為了打破「午覺睡飽飽，晚上睡不好」的惡性循環，限縮午休的時間有其必要性。

◆ 床是睡覺與做愛的地方：因此切勿躺在床上做其他事，例如划手機、看電視、看書。這樣的舉動會讓大腦以為：你在床上可以做很多事情，不一定要睡覺。睡眠品質會因此大受影響。

◆ 運動有助眠的功用：但切記不要在睡前 3 小時做劇烈運動。劇烈運動後，交感神經活化的情形下反而會睡不好。

◆ 中午過後盡量少攝取咖啡因飲品：如茶、咖啡、可樂等。

◆ 睡前可攝取溫牛奶或麥片：些微的飽足感對睡眠

品質可能有幫助。

◆ **睡前盡量使身體放鬆**：例如洗個溫水澡、做腹式呼吸（可以活化副交感神經，減少焦慮）、以溫水泡腳。

◆ **維持良好的情緒，積極參與社交活動**，有憂鬱情形務必尋求身心科醫師的協助。

◆ **維持良好的睡眠環境**，例如燈光的調降、噪音的阻絕及環境溫度的調控。

◆ **勿喝酒助眠**。酒精會打亂睡眠週期，反而越睡越累！

◆ **睡前盡量減少大腦的刺激**，例如不看需要思考的書、減少手機、電腦、電視等 3C 產品的光線刺激。

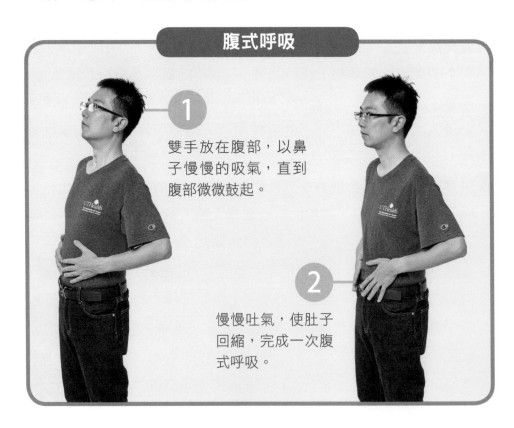

腹式呼吸

1 雙手放在腹部，以鼻子慢慢的吸氣，直到腹部微微鼓起。

2 慢慢吐氣，使肚子回縮，完成一次腹式呼吸。

安眠藥該怎麼吃？會不會成癮？

如果一系列的睡眠衛生都有確實完成，但睡眠品質仍然不佳的話，患者可能就會需要安眠藥物的協助了。對於安眠藥，患者常常會有不少疑問，包括藥物種類、吃了會不會依賴、會不會無法戒除等。本小節就幫讀者回答這些常見的問題。

安眠藥有哪些種類？

目前市面上最常見的安眠藥，分為苯二氮平類（BZD）以及非苯二氮平類藥物。後者因為藥名開頭為 Z 字，常被稱為 Z 字頭安眠藥。

安眠藥要怎麼吃、怎麼戒？

服用安眠藥時，仍然要注意睡眠衛生。許多患者開始服用藥物後，就把重要的睡眠衛生習慣丟在一旁，實在本末倒置！另外也要注

蒼藍鴿保健一點通

對於年輕人而言，不在床上做其他事情往往是最困難的。就連我也有睡前在床上划手機的習慣，這時候不論是資訊的接收或是光線的刺激，都會嚴重影響睡眠品質！

如果經常在沙發或床上划手機容易影響睡眠，建議戒掉這個壞習慣。

安眠藥種類	苯二氮平類（BZD）	Z 字頭安眠藥
適應症	失眠、焦慮	僅失眠
好處	有抗焦慮作用	短效、安全性高、無呼吸抑制
依賴性／耐受性	有依賴性及耐受性	有依賴性、低耐受性
副作用	頭暈、嗜睡、意識不清、呼吸抑制	頭暈、嗜睡、意識不清、可能夢遊
藥品舉例	悠樂丁、安柏寧	史蒂諾斯、佐沛眠

名詞大補帖 - 依賴性＆耐受性

「**依賴性**」顧名思義，就是會對藥品產生依賴，不使用就渾身不對勁。「依賴性」又可分為生理依賴以及心理依賴：

● **生理依賴：**身體已經長期習慣要透過藥物才能入睡，因此一旦停藥就會產生睡不著、亢奮、心跳加速等戒斷症狀。

● **心理依賴：**身體並非真的要靠藥物才能入睡，但由於已經使用藥物一段時間，反而是患者心理害怕會因為停藥而導致失眠，因此不敢停藥。

BZD 藥物同時具備生理依賴性與心理依賴性；而 Z 字頭藥物主要以心理依賴為主，生理依賴性較低。但無論是哪種依賴，患者都會有藥物成癮的表現。

「**耐受性**」指的是身體對藥品「耐受」的程度。耐受性越高，藥物劑量往往要隨著時間越吃越多，才能達到原本的效果。兩類型的安眠藥比起來，BZD 類藥物較 Z 字頭藥物有更高的耐受性。

意是否產生安眠藥的副作用，例如隔天頭暈、嗜睡等等。若出現明顯的副作用，則切忌開車、操作重機械等需要高度注意力的動作。

　　而患者對於安眠藥最大的疑慮，往往是怕一旦開始服用就無法戒除。其實只要有戒安眠藥的決心，並與您的醫師溝通減藥計畫，醫師都會非常樂意給予建議及幫助！

戒除安眠藥，你可以這麼做

◆ 切勿突然停藥，如此可能造成反彈性失眠。應與醫師討論完整的停藥計畫，從慢慢地減輕助眠藥物的劑量開始。

◆ 要完全戒除安眠藥，常需要幾個月甚至超過 1 年的時間，因此切勿操之過急。

◆ 貫徹睡眠衛生，良好的睡眠衛生才是一夜好眠的根本之道。

　　安眠藥終究只是治標，良好的睡眠衛生才能治本。

蒼藍鴿影音大補帖

失眠不吃藥，就靠這幾招！

睡眠不足時便反覆發作：
煩人的皰疹

　　案例：鈺翔是一位 23 歲的大學生，最近在趕畢業用的碩士論文而備感壓力。他每天一覺起來就開始拚論文，常常寫到廢寢忘食，經常處於高壓力的狀態。一日他開始覺得左上嘴唇有刺痛感，但照了鏡子並沒有發現什麼異常，鈺翔因此沒有放在心上。沒想到隔天上嘴唇開始長出一顆顆水泡狀的皰疹，嚇得他趕緊戴上口罩前往診所掛號。診所醫師初步評估後，判斷是因為免疫失調長出的單純皰疹。叮嚀鈺翔正常作息的重要性後，醫師便開了藥膏給他回家使用。

　　以上案例相信許多人都不陌生。以我自己的例子而言，只要密集的值個幾次班，且期間沒有機會好好休息的話，嘴唇的「單純皰疹」便容易一二再、再而三的復發，十分惱人。本節會深入淺出的介紹幾種日常生活中最常見到的皰疹，包括其背後的病理機轉以及因應對策與預防之道。

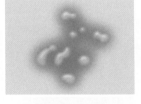

嘴唇上的水泡：單純皰疹

　　如果你跟案例雷同，在數天的壓力以及嚴重睡眠缺乏之後，嘴唇、舌頭或臉頰上開始刺痛並長出一顆顆的水泡，就很有可能是單純皰疹發作了！

嘴唇、舌頭或臉頰
上長出叢聚型的水泡，
是單純皰疹最典型的表
現。

為什麼會長單純皰疹？

單純皰疹是一種病毒的傳染病，病原體就是所謂的「單純皰疹病毒（Herpes Simplex Virus, HSV）」。單純皰疹病毒主要有兩型，分別為第一型 HSV-1 以及第二型 HSV-2。以前的說法是 HSV-1 主要感染臉部及頭頸部，而 HSV-2 主要感染生殖器附近（**透過性行為接觸傳染**）。坊間流傳長皰疹跟性行為有關，就是這個道理。但近年來由於性行為方式較為多元（**例如口交**），因此 HSV-1 可能感染生殖器，反之亦然。

為什麼我會被傳染皰疹病毒？

絕大多數人（**超過90％**）在小時候就已經被傳染了皰疹病毒，只是各位並不知道。通常是因為父母嘴唇長了皰疹，**病毒透過與小孩親吻或是共用餐具而傳染給小孩**。一旦孩童時期被感染，病毒就會終身潛伏於身體的神經節中。

為什麼皰疹會反覆發作？

由於病毒終身都會潛伏於身體的神經節中，因此**皰疹會不會發作的關鍵因素就在於我們的免疫力**了。當免疫力佳，皰疹病毒就會乖乖躲在神經節內，與人體和平共存。當免疫力下降，皰疹就會開始蠢蠢欲動，並從神經節內跑出來複製，造成各式症狀。

 蒼藍鴿醫學急救站

對於極其狡詐又會匿蹤的皰疹病毒，我們的免疫系統是沒辦法完全殺死他們的。因此維持良好的免疫力，與皰疹病毒和平共存才是關鍵！

單純皰疹的症狀有哪些？

　　皰疹的症狀可輕可重。輕者就是表皮上的水泡，重者病毒感染腦部造成腦炎亦有可能。一般而言若是免疫力正常的人類，皰疹的感染基本上是自限性的；若病患有先天或後天的免疫失能、接受免疫抑制劑治療、或接受放療化療，就有較高風險得到較嚴重的皰疹感染。

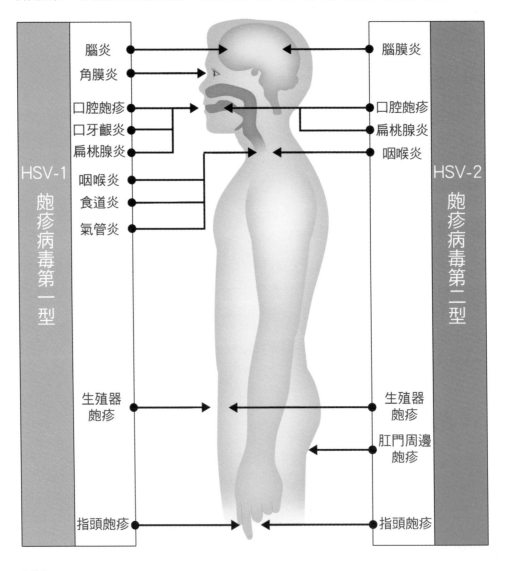

皰疹的病程

無論是單純皰疹還是待會要提到的帶狀皰疹，發病時皆可分為以下幾期：

◆ **刺痛期**：皮膚有刺痛及搔癢感，此時期皰疹已經具有傳染力，不可忽視。

◆ **水泡期**：皮膚開始有小水泡浮現，會漸漸膨脹成單獨或成群的水泡，有灼熱及疼痛感。此時不要弄破水泡，以免病毒擴散，且可能造成傷口感染發炎。

◆ **潰瘍期**：水泡破裂形成潰爛的傷口，是病毒傳染力最強時。此時應保持傷口的清潔與乾燥，必要時塗抹抗生素藥膏以免細菌感染。

◆ **結痂期**：傷口開始乾燥並癒合形成痂皮，要避免將痂皮摳破，否則傷口不僅會流血、容易感染，還可能留下疤痕。

整個病程通常約持續 2 ～ 4 週。

身上長了皰疹，該怎麼做？

◆ **切勿弄破水泡**，以免水泡內的病毒向外擴散，引發更嚴重的感染。

◆ **切勿用手指或身體其他部位的皮膚去碰觸**，因病毒可能進一步感染其他部位的皮膚。

◆ **調整飲食與作息**。免疫力愈佳，皰疹恢復的時程就越短。

◆ 若自覺皰疹**未進入結痂期**，甚至有擴散現象，務必趕緊就醫，醫師會視情況開立藥膏或抗病毒藥物。

以上方法，單純皰疹與帶狀皰疹皆適用。

蒼藍鴿影音大補帖

單純皰疹大解密！

長一片的「皮蛇」：帶狀皰疹

帶狀皰疹於民間俗稱「皮蛇」，發作時常在軀幹處長出一片水泡樣的皰疹。

帶狀皰疹病毒，竟然就是水痘病毒！

是的沒有錯，平時蟄伏在背根神經節裡的帶狀皰疹病毒，其實就是許多人小時候得過的水痘病毒！當小時候的水痘癒合，症狀改善後，**水痘病毒並不會從體內完全消失，而是會躲進背根神經節中，等待以後的復發，形成帶狀皰疹。**

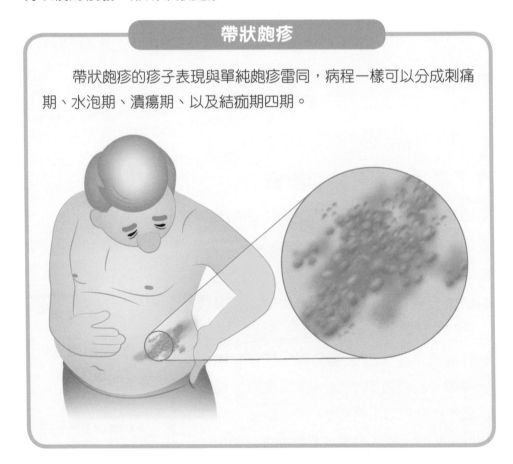

帶狀皰疹

帶狀皰疹的疹子表現與單純皰疹雷同，病程一樣可以分成刺痛期、水泡期、潰瘍期、以及結痂期四期。

神經節分布圖

● 帶狀皰疹的病毒，平時蟄伏在背根神經節內，一旦人體免疫力變差，便容易沿著該神經節的區域向外擴散。例如上一頁的帶狀皰疹示意圖，即為長在 T8 附近的位置。

● 因為此特性，才被稱為「帶狀」皰疹或是「皮蛇」。

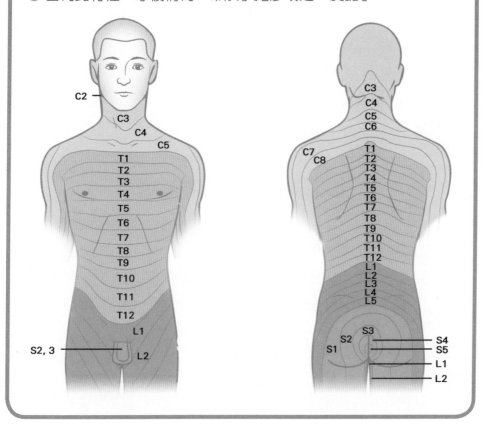

換句話說，只要小時候得過水痘，未來就有長帶狀皰疹的機會。而現在年輕一輩的人雖有接種水痘疫苗而沒長過水痘，但會不會有少數病毒蟄伏在這群人體內，未來復發成帶狀皰疹，就需要更長期的追蹤研究才能得知。

預防帶狀皰疹，你可以這麼做

◆ **均衡飲食、規律作息及運動**，因為良好的身體免疫力是防止水痘病毒復發的關鍵。

◆ 接種**帶狀皰疹疫苗**，可以非常有效的降低帶狀皰疹的復發率。目前是建議 50 歲以上的族群優先施打。

 蒼藍鴿醫學急救站

惱人的帶狀皰疹神經痛

　　帶狀皰疹其中一個為人所驚傳的特點就是「痛」！不只是長皰疹的時候非常痛，就連皰疹痊癒後，神經痛都可能持續好幾個月，甚至數年的時間！原因就是皰疹病毒沿著神經復發，可能對神經產生永久性的傷害，並造成神經不斷傳遞痛覺訊息。帶狀皰疹神經痛非常惱人，藥物往往無法百分之百的抑制疼痛，因此預防帶狀皰疹的復發才是根本之道！

　　帶狀皰疹疫苗的成分跟水痘疫苗相似，都是由減毒性的水痘病毒做成的。但帶狀皰疹疫苗的效價是水痘疫苗 10 倍以上，如此才能激發人體產生大量抗體，預防帶狀皰疹的發生。

蒼藍鴿影音大補帖

帶狀皰疹懶人包！

這種皰疹不會傳染：奇癢無比的汗皰疹

「汗皰疹」雖然也叫皰疹，但它跟皰疹病毒一點關係也沒有！「汗皰疹」其實是濕疹的一種，好發於春、夏季。只要天氣開始變熱，就要小心汗皰疹出來作怪囉！

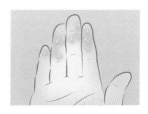

汗皰疹好發於雙手及雙腳，發作時患部會有水泡般突起，並且奇癢無比。

汗皰疹的發病原因

汗皰疹屬於濕疹的一種，並非會傳染的疾病。此種皰疹在手汗、腳汗多的族群較好發。可分為內在因素及外在因素：

◆ **內在因素**：手汗腳汗較多者、精神壓力大、有異位性體質、抽菸等。

◆ **外在因素**：皮膚接觸到致敏原（例如金屬、香料、保養品、清潔劑）、對於含有某些金屬的食物過敏（特別是鈷和鎳）、長時間戴手套、皮膚有黴菌感染（例如香港腳）。

汗皰疹的治療及預防

◆ 汗皰疹發作時，不要抓破水泡，以免細菌感染。

◆ 避免外在刺激並適度保濕，勿用過熱的水洗手。挑選溫和的清潔及保濕產品。

◆ 降低過敏原的接觸，例如金屬、有機溶劑、清潔劑、香精等等。對於金屬過敏的患者可以嘗試低金屬飲食。

◆ 使用抗發炎藥物治療，例如類固醇藥膏可以有效減低發炎反應，務必照著醫囑規律使用。

◆ 調適壓力、均衡飲食以及休養生息，如此可降低體內的發炎反應。

高齡社會的隱形殺手：
骨質疏鬆症

　　案例：春嬌今年 68 歲，以前是工廠的組裝員。上了年紀後，春嬌時不時就有下背痛的問題。大約半年前，她去醫院骨科做了腰部 X 光以及骨密度檢查，被診斷出骨質疏鬆以及腰椎的壓迫性骨折。骨科醫師建議春嬌打一支可以增加骨密度的長效針劑，並多補充維生素 D 及鈣片。但是春嬌因為擔心藥物副作用而拒絕，日常飲食中也沒有特別攝取富含鈣質的食物。今日她在傳統市場買菜時，因絆到東西而跌倒，倒地後右腳髖關節劇痛且站不起來，因此被救護車送到了附近醫院的急診室。急診初步的 X 光檢查即發現春嬌的右腳股骨頸骨折，需要接受開刀治療。

　　骨質疏鬆是老年人非常常見的問題。尤其是本地的老年人口在 2018 年 4 月超過 14％，代表台灣正式進入「高齡社會」，更凸顯本節議題的重要性。骨質疏鬆的患者，常常因為不小心跌倒就造成股骨骨折，從此臥病在床，造成肌肉萎縮、失能、肺炎等重大疾患接踵而來，結果往往就是兵敗如山倒。因此最好的預防方式就是抓緊源頭，從骨質疏鬆症下手！

你的骨質，每年都在流失！

　　骨質疏鬆症已經成為全球第二大流行病，僅次於心血管疾病。成年人的骨質密度會在 30 歲左右達到高峰，之後漸漸走下坡。尤其是

35歲之後，骨質會以每年減少0.5%～1%的速度流失；而50歲之後，流失的速度會再加快到每年1%～3%。因此若老年人沒有特別注意鈣質以及維生素D的攝取，骨質疏鬆便會很快找上門。

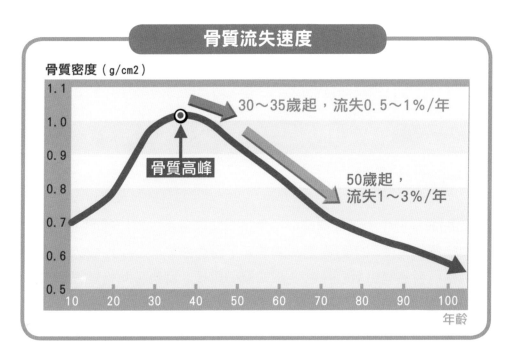

骨質流失速度

骨質密度（g/cm2）

骨質高峰

30～35歲起，流失0.5～1%/年

50歲起，流失1～3%/年

年齡

骨質疏鬆的成因

骨鬆的原因跟許多疾病一樣，分為「原發性」以及「次發性」。

◆ **原發性**：老年性骨質疏鬆症、女性停經後骨質疏鬆症。

◆ **次發性**：服用某些藥物（如類固醇、氫離子幫浦抑制劑）、生活習慣因素（如鈣質及維生素D攝取不足、缺乏運動）、內分泌失調（如副甲狀腺亢進、腎上腺皮質素過多）、其他（如癌症骨轉移、類風濕性關節炎）。

女性荷爾蒙（雌激素）可以減緩骨質的流失，有「保骨」的作用，因此停經前的女性較不易有骨質疏鬆的問題。但**停經之後的女性因雌激素急遽減少，骨密度容易快速下滑，需特別注意。**

骨質疏鬆，有這些可怕的後果！

骨質疏鬆「本身」可能沒什麼症狀。但骨質疏鬆後續的骨折以及相關傷害，卻容易使得患者臥病在床，甚至一病不起，因此要非常小心。骨質疏鬆＋跌倒可以說是很可怕的 Combo（合體）技！對於老人家而言，家裡具備幫助行走以及防滑的輔具絕對是必要的。

骨質疏鬆後續的骨折以及相關傷害

1. 髖關節骨折

開頭案例中的股骨頸骨折，就是髖關節骨折中常見的例子。手術治療常需使用鋼釘固定，或是人工關節置換。住院期間因長期臥床而容易有併發症發生，例如傷口感染、肺炎、肺栓塞等都會增加死亡風險。

● 髖關節骨折絕大多數都因跌倒而產生，是老年人最常見的骨折之一。

● 髖部骨折常造成巨額的醫藥以及社會成本，病患更可能因此而一病不起。除了預防及治療骨質疏鬆，在老人家容易跌倒的地方如廚房、浴室、階梯等處，都必須加裝防滑地毯或扶手等防護措施，才能徹底預防。

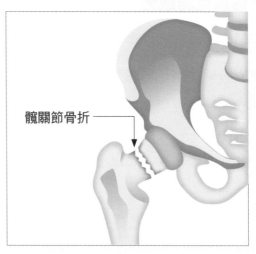

髖關節骨折

2. 脊椎骨折

人體的脊椎支撐著上半身的重量，因此若患有骨質疏鬆，脊椎就容易在病患走路、跑步而不斷受到垂直力量衝擊的情況下，產生壓迫性骨折。

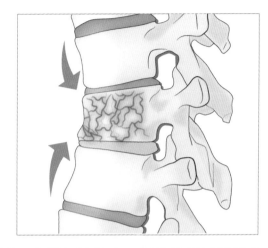

● 腰椎因為承受人體最大的重量，因此是壓迫性骨折的好發之所。

許多老人家身高越來越矮且身體無法打直，壓迫性骨折就是最重要的原因，此外脊椎骨折也容易造成背痛、腳麻等症狀。

3. 手腕橈骨骨折

橈骨骨折相對輕微，常因絆倒或是跌倒時以手掌撐地而發生。

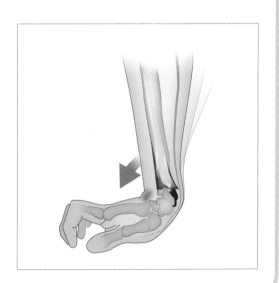

● 橈骨骨折常以石膏加上外固定器治療，在三種骨折中造成的影響相對小，但仍應多加預防。

趕快行動，這些方式可以預防骨鬆！

　　一旦骨質疏鬆造成骨折，後續的治療與復健就會變得十分辛苦，且會對生活品質造成極大的影響！也因此，事前的預防才是最重要的關鍵。

預防骨鬆及相關傷害，你可以這麼做

◆ 攝取足量的維生素 D 以及鈣質。根據調查，民眾平均每日攝取的維生素 D 以及鈣質皆未達建議標準（骨科醫學會建議標準為 1200mg 鈣質以及 800IU 維生素 D），因此可補充富含這些營養的食物（如奶製品、小魚乾），亦可考慮營養品的補充。

◆ 多曬太陽及運動。前者可以幫助人體合成維生素 D；後者除了有加強骨質密度的功效，更可以增加肌力與平衡感，預防跌倒。

◆ 維持適當體重，因過重會增加骨鬆及骨折的風險。

◆ 戒菸少酒。研究已證實抽菸會顯著降低骨質密度。

◆ 家中需有適當的輔具以及防滑措施，避免長者跌倒。

◆ 諮詢骨科醫師，定期接受骨密度檢查。若診斷出骨質疏鬆，可考慮長效骨質疏鬆針劑的使用。

市面上鈣片百百種，該怎麼挑選？

　　由於民眾於飲食中攝取的鈣質以及維生素 D 普遍未達建議標準，因此營養品的補充也是值得考慮的選項之一。其中維生素 D 常常添加於鈣片中，因此不需特別挑選。但是鈣片就有許多種類了。究竟在這麼多產品之中，該怎麼選擇才是最好的呢？

　　詳見右頁表格的四種鈣片成分中，以磷酸鈣最接近骨質成分，唯

其被歸類在藥品級，坊間較不易取得。而檸檬酸鈣吸收率佳、副作用少，是民眾購買營養品時不錯的選擇。

常見鈣片種類成分大比較

成分	檸檬酸鈣	醋酸鈣	碳酸鈣	磷酸鈣
含鈣比例	～ 20%	～ 25%	～ 40%	～ 40%
優點	●吸收不受胃酸多寡影響，胃部手術患者可用。 ●檸檬酸根可降低腎結石發生率。	●吸收不受胃酸多寡影響，胃部手術患者可用。 ●醋酸根可與腸道的磷結合，減少吸收。	●含鈣量高。 ●取得容易，為最常見的鈣片種類。	●含鈣量高。 ●磷酸鈣為最接近骨骼的鈣片成分。 ●無脹氣副作用。
缺點	●鈣含量偏低	●含鈣量偏低。 ●需跟食物一起服用（飯中服用）。 ●氣味不佳。	●易產生二氧化碳而導致脹氣。 ●會中和胃部酸性，影響鈣的吸收率。 ●老年人、孕婦、胃酸不足、易便秘者不建議使用。	●腎衰竭病患不建議使用，因有高血磷疑慮。
產品類別	食品級／藥品級	藥品級	食品級／藥品級	藥品級
藥品級適應症	腎性骨發育不全症。	腎衰竭末期的高血磷症。	制酸劑。	針對鈣與維生素 D 缺乏，如骨質疏鬆症。

（資料來源：台大醫院骨科 洪立維醫師）

蒼藍鴿用藥補給站

維生素 D 可以幫助鈣磷的吸收，因此攝取足量的維生素 D 與攝取鈣質一樣重要。

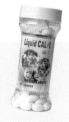

十大死因之首：
惡性腫瘤（癌症）

　　案例：文雄今年 62 歲，是一位退休工人。平時沒什麼運動習慣，飲食也常常以速食為主。最近他在電視上看到免費癌症篩檢的廣告，想說既然免錢就去做做看。沒想到大便潛血呈現陽性，醫師馬上安排了大腸鏡檢查。大腸鏡及切片檢查結果確診為大腸癌，須接受手術治療與後續的化療。文雄一時無法接受，因此自行在外尋求坊間「名醫」的治療，並花了大錢購買「排毒餐」、「神仙水」等偏方。6 個月過去了，文雄除了覺得肚子越來越脹，還觀察到自己眼睛泛黃，並開始有呼吸困難的感覺。他趕緊回到半年前的醫院求助，醫師安排電腦斷層檢查後，赫然發現腫瘤已經快將文雄的大腸整個塞住，還伴隨肝臟、肺臟等全身多處的轉移，可以說已經是癌症末期。

　　上述的故事，是每位腫瘤科醫師心中的無奈。許多患者被診斷癌症時都相對初期，卻因為害怕癌症的正規治療，而錯失了治療的黃金時間。等到發現不能再拖下去的時候，卻為時已晚。

為什麼會得癌症？古代人很少有這種病啊！

　　癌症近年來持續蟬聯十大死因的第一位，搞得大眾「聞癌色變」。之前向民眾及網友進行癌症衛教的時候，最常見的問題之一就是「癌症是怎麼形成的？」。首先讀者們要釐清癌症以及腫瘤這兩個名詞間的關係。

腫瘤 vs 癌症

● **腫瘤 = 細胞不受控的生長**。然而過度生長的細胞不一定會主動侵犯身體的其他正常組織，因此腫瘤又可分為良性腫瘤（**不會主動侵犯其他組織**）以及惡性腫瘤（**具主動侵犯的特性**）。

舉例而言，如果一個人被診斷出肺腫瘤，那還不需要太過緊張，因為腫瘤有分成良性及惡性。良性的肺腫瘤預後佳，因為不侵犯其他組織，因此開刀將其拿掉即可治癒；但如果確診為惡性肺腫瘤（**肺癌**），首先會做檢查確定其侵犯程度。若非初期肺癌，除了開刀，常需要搭配其他治療，如化學及標靶治療，預後相對不好。

● **癌症 = 惡性腫瘤的代名詞。**

● **癌症的成因**：跟許多疾病一樣，癌症的成因也可以分成先天因素以及後天環境因素。

◆ **先天因素**：先天因素就是所謂的基因，白話一點就是體質。人體內有許多跟抑制癌症或促進細胞生長相關的基因。如果抑制癌症的基因不表現，或是促進細胞生長的基因過度活化，都可能導致細胞不受控制的增長，形成腫瘤。先天因素這方面是我們比較難以努力及控制的。

◆ **後天因素**：後天因素最重要的兩項，就是細胞分裂次數以及致癌物質的接觸。人體內的細胞為了汰舊換新，每隔一段時間就會進行細胞分裂，以製造出新生代的細胞。

然而在細胞複製 DNA 的過程中可能會出小差錯，有些小差錯可以被修復，有些則無法。隨著年紀增加，細胞經歷的分裂次數越來越多，差錯累積到一定程度，便可能影響到抑癌基因的表現、或是過度活化促進細胞生長的基因，而導致腫瘤的產生。

腫瘤的產生

　　致癌物之所以致癌，往往是因這類物質會破壞細胞 DNA，造成基因突變，一樣會使得抑癌與促癌的基因表現失衡，形成腫瘤。

　　抑癌基因與促細胞生長基因需達到平衡，細胞才會受到調節的正常生長。一旦抑癌基因失去效果，或是促細胞生長基因過度活化，都會造成腫瘤的產生。

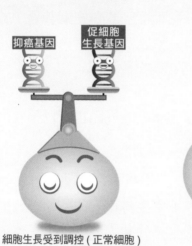

細胞生長受到調控 (正常細胞)

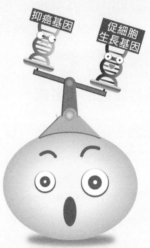

細胞過度增生 (腫瘤)

得了癌症，我還有救嗎？

　　許多人將癌症與絕症畫上等號。我可以很明確地說：「這已經是太過時的想法了。」近幾年科技突飛猛進，智慧型手機、智慧家居、虛擬實境 ... 等等，將人類生活的便利性往上拉了一個層次，而醫學的進步也不例外。對於癌症，除了較為傳統的手術切除、化學治療、放射線治療外，還有近十年火紅的標靶治療、以及這幾年才通過美國 FDA（食品藥物管理局）認證的最新療法「免疫治療」。可以說對於癌症，醫師有越來越多的強力武器可以使用。

雖然針對癌症的武器越來越多，但除早期癌症可用手術直接切除，較晚發現的癌症往往需併用多種療法才有最佳的效果。在開始治療前，主治醫師都會先擬定計畫，並向患者及家屬清楚的說明與討論。

迷思破解：原來每一種癌症都不一樣！

這也是大眾常有的迷思之一：認為每種癌症都是相似的，這是天大的誤解！每一種癌症的型態學、基因突變位置、惡性程度、以及對治療的反應都大不相同！舉例而言，鼻咽癌對於化療及放療非常敏感且有效。即使是第三、第四期這類較嚴重的鼻咽癌，經歷完整的放療化療，預後常常相當不錯，甚至有痊癒的可能。而例如肺腺癌就是對化學治療較不敏感的癌症。如果已到了三、四期，除了化療，可能還

Q：常見的一級致癌物有哪些？

A：世界衛生組織將致癌物分成一級到四級，分別為確定致癌、可能致癌、不確定致癌、及可能不致癌。因此避開一級致癌物是預防癌症的重要關鍵！日常生活中常見的一級致癌物如下：

● 菸草　● 酒精　● 檳榔　● 砒霜　● 石綿
● 黃麴毒素（常見於發霉的穀物或其製品）　● 空氣汙染
● 中式鹹魚、加工肉類（如培根、香腸、火腿、熱狗）

※ 中式鹹魚以及加工肉類，因其製造過程常常加入亞硝酸鹽防腐，但「亞硝酸鹽」經過高溫烹煮，或是在胃裡等酸性環境，會與其他肉類中的二或三級胺結合，成為致癌的亞硝胺（Nitrosamines）。已有眾多研究證實，吃鹹魚和鼻咽癌、食道癌、胃癌的發生率呈正相關。

要依情況搭配標靶或是其他治療，才能控制得較好。因此雖然都稱為「癌症」，後續治療的反應及預後卻是各不相同的，這是相當重要的概念。

聽說癌症的治療，比癌症本身更可怕！？

許多老一輩的人常會口耳相傳：「化療比癌症還可怕！隔壁王老先生得癌症時都還沒事，沒想到化療幾次後身體越來越虛弱，最後就走了。我看化療比癌症還要可怕好幾倍！」聽到這樣子的說法，醫生們總是會有點難過。

正所謂「好事不出門」，今天假設 10 個人得了癌症，有 8 位患者因接受治療而獲得良好控制，剩下兩人因身體狀況較差的關係而不幸逝世（而且癌症本身才是死亡主因）。那 8 個人絕對不會大肆張揚自己穩定的病情，但其餘兩位的家屬便可能以自己所見，將「患者經過治療後死亡」的觀點散播出去，造成人心惶惶。

以我親身在腫瘤科病房所見所聞，多數進來住院接受化療、放療、標靶治療、免疫治療的癌症患者，對於治療產生的副作用都耐受良好。甚至有不少患者是住院進來打個 3 ～ 5 天的化療療程，打完沒有什麼不舒服，隔天就馬上出院，固定在門診追蹤。亦有許多化療藥物因副作用較低，在門診即可直接給予，病患沒有住院的必要。因此癌症的治療絕對沒有大家想像中的可怕。

隨著科技進步，新研發出來的抗癌藥物常具備療效佳、副作用較低的特性，實不需要拿數十年前的藥物與治療經驗自己嚇自己。

Q：癌症治療的原理是什麼？

A：了解治療原理之前，先來談談癌細胞的幾個重要特性。首先，癌細胞的生長不受正常的調控，因此會以非常快的速度分裂及擴張。第二，我們可以在癌細胞上偵測到使細胞快速生長的基因突變點，這些突變基因下游的產物會使細胞快速分裂成長。第三，癌細胞可以躲過免疫系統的攻擊，使人體的自然防禦失效。而針對癌症的武器，就是依照癌細胞的這幾個特性所精心設計。

- 手術切除：將不正常的癌細胞直接切除，為癌症未擴散時最重要的治療方式之一。依照一開始癌症侵犯的程度，可能手術後即一勞永逸，或是手術前後要搭配化療等其他治療方式。

- 化學治療：化學治療可以選用的藥物種類非常多，它們共同的特色就是會殺死快速分裂的細胞，因此癌細胞就會成為化療鎖定的對象。但人體中亦有某些快速生長的正常細胞會受其害，例如血球細胞、腸胃黏膜細胞、毛囊細胞等。因此化療最常見的副作用有貧血、白血球降低、易出血、腸胃不適、掉髮等等。

- 放射治療：又俗稱放療或電療，一樣是針對分裂快速的細胞所設計。跟化療不同的是：化療是全身性的作用，而放療是局部在腫瘤生長之處照射輻射線，較不會有全身性的副作用，但照射處的正常組織仍可能受到損傷。

- 標靶治療：標靶治療的藥物，是針對癌細胞上特定的基因突變所設計。抑制掉這些基因下游的產物，就可以阻止癌細胞繼續生長。因此這類藥物作用範圍較針對癌細胞，對於正常細胞的影響較傳統化療來的小。

- 免疫治療：免疫治療的藥物可強化免疫細胞對癌細胞的辨識，進而使自身的免疫細胞清除癌細胞，是目前最新的癌症療法之一。

面對癌症，你可以這麼做

◆ 均衡飲食、規律運動、充足睡眠。良好
的生活型態是預防癌症的根本。

◆ 避開世界衛生組織公認的一級致癌物，
與生活最相關的往往是飲食以及呼吸的
空氣。

◆ 了解自己家庭的癌症家族史，若有相關
家族史務必特別注意，即早預防、定期
篩檢。

蒼藍鴿影音大補帖

破解常見癌症迷思！

癌症新療法「免疫治療」

◆ 務必定期接受健康檢查以及免費四癌篩
檢（詳見第 94 頁），勿抱持鴕鳥心態，怕做了有發現就乾脆不做。
早期發現早期治療，對於癌症而言，第一二期的早期癌，接受治療
的預後較佳，治療的侵入性與副作用也相對小，因此切勿拖延。

◆ 若已被診斷出癌症，務必聽從醫囑接受正規治療，想要接受替代療
法或任何食補藥補前，務必與您的醫師充分討論。

◆ 保持心情愉悅，並減少身心壓力，這對任何疾病的預後都有幫助。

 蒼藍鴿醫學急救站

　　接受所謂的另類療法、替代療法並無不可，這些療法往往可以
跟正規治療雙管齊下。但是接受另類療法卻抗拒正規治療，這就本
末倒置了。本節開頭的案例演示往往就是這樣的結果。

與網民對談：癌症的現代醫學觀點

去年剛 PO 出「破解癌症迷思」這部影片，就有網民提出以下的疑問。我想這個觀點是很多不願接受正規治療的病患的觀點，因此我也用心的回覆，附在這邊給大家參考。

網民發文內容如下：

我很喜歡「蒼藍鴿醫學天地」的影片，但我還是要講出事實。

我身邊的親友確實靠改變飲食、調整作息，讓肺腺癌末期消失不見。當然過程中吐了很多血塊，整整花了 3 年多自行調養，然後改變以前錯誤習慣，最後去醫院回診時，癌細胞指數完全偵測不到。醫生很難接受且非常驚訝：「到底如何辦到？怎麼還活得好好的？」

過程中根本不需要花到什麼錢！而這些都是事實，也沒必要騙你，因為說這些我也得不到好處，只是看不下醫院越蓋越多，病人越來越多的趨勢罷了。

而我自己以前也得了很多症狀，容易心悸、淋巴腺腫大、經常感冒。在過去我一直相信西方醫學，吃了很多藥，都是吃的當下有效，但過沒多久又再次復發，反反覆覆，越來越嚴重。後來我告訴自己不能再這樣下去，我開始看很多營養和健康方面書籍，慢慢調整作息、改掉錯誤飲食，我的症狀竟然不藥而癒。而我現在已將近 8 年不吃任何一顆藥，也沒用到健保卡，我的孩子從出生就完全沒碰半顆西藥。他現在已經 7 歲，非常活潑健康，幾乎很少感冒，就算感冒不

用一天就能恢復了。他真的很幸福，那像我小時候就被藥物摧殘。

在網路上還是能找到一堆靠食療而讓癌細胞消失，或者多活好幾年的例子，這是不爭事實。只是對學了好幾年西方醫學的醫生（尤其是學到非常專精的）來說，根本無法接受這樣的事實，那又怎麼可能拿這些案例當成治療癌症的方法？如果願意拿這方法來治療，他們也不用賺錢了！

另外藥廠只在乎他們生產的藥有沒有賣錢，所以他們希望癌症患者越多越好。他們會買斷不賺錢的「食療或調整作息的方法」來讓病患恢復健康嗎？別傻了，無法賺錢的生意，誰願意做？他們要賣更多藥、賺更多錢，然後繼續研發各種新藥！而藥就是遠離健康的東西，如果你都健康，那藥賣誰？而藥廠是世界最賺錢的事業！你看有多少人健康出狀況，而這也都如他們預期：越多人罹癌，越多人生病，錢就滾滾來！

重點還是那一句：「如果治療癌症，無法從中獲得利益（不能賺錢），那勢必沒有醫學院、醫生或藥廠肯拿來研究或治療！更不用說會提倡這樣的方法！」

人人都可以不花什麼錢而恢復健康，重點為是否願意做改變？既然以前的飲食和作息導致你罹癌了，那就改掉以前的飲食和作息不就好了？去做以前不會做的事，比如以前大魚大肉，現在以菜為主食，那你身體癌細胞自然無法存活，因為你的身體不再是癌細胞待的下去的環境。健康真的很簡單，只是被現代醫學給複雜化了！這一切都是「利益」在作祟！

蒼藍鴿醫師的回覆：

謝謝您回應「破解癌症迷思」這部影片的觀點，您的見解的確也是很多不願接受治療的病患的觀點，也感謝讓我有機會能試著闡述現代醫學治療癌症的觀點。在看這個回覆前，還請您先將何謂「個案」、何謂「統計學上的有效」的觀念稍微弄懂，接著我一一回覆：

您提到「您身邊的朋友」以及「網路上很多人」靠著改變作息而治癒癌症。請問「很多人」是多少人？佔了癌症病患的多少比例？臨床上的確有不接受治療，靠著自我調整而癌症卻自癒的案例（也就是你提到，連醫師也大吃一驚這種），但比例非常的少，100 個案例裡不到一個，甚至更低。如果是這樣，您還會覺得這樣的案例「很多人」嗎？之所以會一直強調統計學，強調比例，就是這個原因。

您看到的那些癌症自癒的案例，例如好幾百人出來分享，因此您覺得很多。但這樣的比例若只佔癌症病患的 1%，其餘 99% 的病患對這種生活型態調整都沒效，請問這樣是很多還是很少？

接下來想聊聊您說的利益問題。我不知道是什麼原因讓你深信這種陰謀論，亦即絕大多數的醫師為了錢，置病患健康於不顧，就為了幫藥廠賺錢，幫自己賺錢。我不會否認醫師中有毒瘤，但那只是少數，且毒瘤各行各業都有，並不是醫師的專利。

　　我在醫院的期間，看過多少醫師前輩們爆肝照顧病患，即使下班時間也在查詢文獻，只為了讓手上的病患早一點出院。他們這麼做會得到更多收入嗎？開更多藥就能拿到更多錢嗎？很抱歉不會（而且過多的藥費還會被健保核刪，扣醫師的薪水），有時候連多問病患一些問題想了解狀況，還會被投訴醫師太囉嗦呢！

　　藥廠的利潤的確很高，原因單純是因為：「人命無價。」只要有效，再貴的藥物都有人願意買單。而且為什麼藥廠賺錢就要被質疑？藥廠是公司，不是慈善單位。對於這種「為了賺錢而讓人類生病」的陰謀論，我只能建議你思考看看，為什麼自己會有這樣的想法，是親眼目睹藥廠跟醫師勾結的現場呢？還是只是看了某些陰謀論的文章或言論，自此就深信不疑？如果是前者那歡迎去爆料，水果日報跟國際間大媒體都等著你；如果是後者，那建議在相信一件事情前，還是找到具體的事證比較好。然後也建議您，有空到醫院的一線科看看，例如急診、內外科。看看這些天天爆肝，還一天到晚被刁民吉的醫師們，每天的生活是怎樣，是如何的為病患盡心盡力，希望大家早點出院。相信了解這些醫師的生活後，你會發現這種賺錢陰謀論不過是外行人寫的嘴炮文章。

　　至於「科學文獻」以及「研究成果」可不可信？我不知道你是不是理工背景，如果是的話，要知道發表一篇論文是多嚴謹，多困難的事。要證實一個治療（例如化療）

有效，並讓這種療法成為癌症的標準治療，更是難如登天，背後需要經過多少專家學者的檢驗，絕不是幾個藥廠就可以左右結果。君不見台灣前陣子發生論文造假事件，一經發現論文立刻被下架，還引起國際譁然，認為是學術界的污點。在這種超級嚴謹，甚至可以說是「潔癖」的學術氛圍下，懷疑藥廠或某些利益團體可以在背後操作，真的可以說是多慮了。在這些藥廠成功操縱研究成果前，大概會先被整個學術圈及醫藥圈弄到倒閉。

最後，來聊聊「癌症可逆性」這個迷思。請您先思考一個問題：「老化是不是可以逆轉的？」如果你認為「無法」，那很抱歉，您等於間接回答了癌症的不可逆性。為什麼會得癌症？「老化」就是最重要的因素之一。四十歲前會不會得癌症？會，可是很少，因為癌症就是跟老化有絕對的關係。

人類體內的細胞終生會不斷的汰舊換新，在細胞分裂的過程中，偶爾會出現一些小差錯，絕大多數差錯都可以被修復。但是當人越活越久，細胞分裂次數累積越多，出的小差錯也會增加，若再加上環境中的致癌物，便容易造成細胞基因不可逆的出差錯，一旦基因出錯造成細胞不受控制的生長，癌症就發生了。

知道了癌症發生的原因，您就可以推理得知：要讓癌細胞逆回去變正常細胞，是幾乎不可能的事。這種經年累月的基因出錯，根本原因就是老化（你看那些人均壽命不

到 50 歲的國家，根本沒多少人得癌症）。既然老化不可逆，那癌症當然也不可逆，也因此才有各種療法被發明出來，試圖要滅掉這些不可逆的細胞。

所以如果說現代醫學是在做逆天的事情，我完全不否認。在以前沒有抗生素的年代，一個感染就可以帶走一個年輕人；在化療還沒發明的時代，癌症能活超過 3 年已經是奇蹟，現在則是比比皆是。因此如果您還認為化療是在殺死病人，請去查一下化療發明前，癌症患者平均活多久，然後跟化療發明後做個比較，心中自然會有答案。

當然會有極少數患者（比例上而言）能夠靠著改變生活型態而自癒，再強調一次，那是個案。是，個，案。以上，希望能提供你癌症的現代醫學觀點。不用完全接受沒關係，能從不同觀點看事物總是好的。

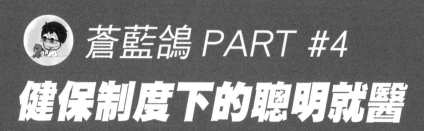

蒼藍鴿 PART #4
健保制度下的聰明就醫

　　台灣由於地狹人稠，醫療可近性相當的高，再加上全民健保制度的發展，使得本地的醫療生態在國際上有一定的「特殊性」。例如相對便宜的收費、極短的看病時間、人滿為患的大醫院、因急診沒空床而躺在救護車擔架上的病患等等。

　　本章就會為各位剖析：在這樣的生態下，醫師如何被制度綁手綁腳？一般民眾的「名醫迷思」有多嚴重？關於藥物及自費項目，患者該注意什麼，才不會成為冤大頭？而看診前又要做什麼準備，才能與醫師做最有效的溝通呢？

小病看診所，大病看醫院

　　每位患者一定都碰過這樣的難題：生病時，到底要先去診所報到，還是直奔大醫院？我曾經聽過兩派的說法，「診所派」的患者平時都固定在住家附近診所看診，該診所醫師就等於「家庭醫師」的角色，因此病患身體不適就會先找上診所；而「醫院派」的患者常強調，因為自己的病歷資料都固定在同一家醫院，因此只要身體不舒服都會往這間醫院跑，醫師也能第一時間調出資料掌握平時的身體狀況，而且「醫院派」的患者常會加這麼一句：「我們還是比較信任大醫院。」

淺談「分級醫療」與「轉診」：醫院總是人滿為患的原因

　　上述兩派的例子，其實沒有誰對誰錯，或是哪一個「派別」真的比較好。會有這種現象的產生，根本原因就在於「分級醫療」以及「家庭醫師制度」並沒有完全被落實。**「分級醫療」最核心的思想，就是「小病看診所，大病看醫院」**，而要怎麼判斷到底是小病還是大病？這時就要由每位患者的「家庭醫師」所決定。若家庭醫師判斷是好處理的疾病，那麼就在診間追蹤即可；若該醫師覺得病情相對棘手，則可以往上轉診至醫院體系，達成有效的分流。

　　「分級醫療」要完全落實的重點就是：若沒有家庭醫師的轉診單，就沒辦法親自往上掛到醫院專科醫師的門診。落實這樣的制度（例如美國）有好處也有壞處：好處自然是大大減低醫療資源的浪費，因為

真正需要後線醫療的重症患者才會被轉到醫學中心去；而壞處當然也很明顯，因這樣一層層轉診的制度，不免會有延誤病情及治療的情況發生。

然而在既有的健保制度下，整個分級醫療卻變得四不像，怎麼說呢？政府鼓勵及強調家庭醫師的重要性，呼籲民眾找到自己信任的家庭醫師，有身體上的病痛就優先給該醫師診治。但是政策卻也允許民眾可以直接至大醫院掛號，尋求醫院專科醫師的看診。在醫療可近性

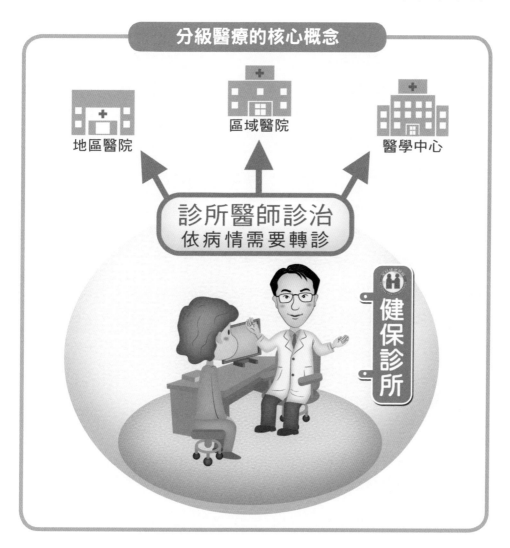

分級醫療的核心概念

地區醫院　　區域醫院　　醫學中心

診所醫師診治
依病情需要轉診

健保診所

極高的台灣，一條路上可能就有 3 家診所，數個街口後就有一間醫院。既然診所跟醫院的距離差不多，醫院的設備與儀器又較先進，病患為何不跑大醫院就好？是我也可能會選擇大醫院阿。

　　從另一個角度來說，既然民眾得以自由掛號，那麼假如將基層診所與醫院的掛號費做出極大的區別（例如診所掛號費 150 元，若非經轉診直接至大醫院，則收 1500 元），如此也可以非常有效的減少這種「逛醫院」般醫療資源的濫用。無奈只要牽扯到錢，就是跟人民與選票過不去，自然不會有執政者想要做出這樣的改變。

　　以上種種，就是大醫院總是人滿為患，真正需要重症資源的患者卻沒有病床的根本原因。說穿了就是兩點：政治與人性。

每個人心中的「名醫」，其實大相逕庭

　　許多民眾看診時喜歡找「名醫」，即使名醫的求診號難如登天，也要無所不用其極地掛到才安心。老實說我不是很理解這種生態，就跟我無法理解為何只要有什麼國外的名店來本地開張，開幕前幾個月的店門口總會充滿排隊的人潮，等個 2～3 小時就只為了吃頓正餐（重點是排隊名店也未必真的比較好吃）。台灣人喜歡「跟風」的習性，或許也助長了醫療上的「名醫迷思」。

 蒼藍鴿醫學急救站

　　全民健保制度雖然世界稱羨，認為具有極高的 CP 值，但健保常常也是雙面刃，除了醫療費用便宜造成各種不合理的亂象，也常常犧牲了醫護與病患的權益。

老實說，名醫之所以有名，一定有其獨到的地方，卻很少病患願意深入去了解背後的原因到底是什麼。是因為醫術精湛所以有名？因為對病患很有耐心所以有名？還是因為學術地位很高（**比較好理解的說法就是「發了許多優質的論文」**）所以出名？抑或是以上都沒有，但因為很會行銷自己，加上網站媒體炒作而具有名氣呢？以上這些都可以是「名醫」形成的原因，他們的病患都不曾少過。

當然有人會有疑問，難道以上這些特質「名醫」不能全包嗎？自然是有可能。但是每個人一天都只有 24 小時，既要不斷進修增進自己的醫術，又要精進自己的溝通能力，對每位病患都很有耐心的解釋病情，門診從早看到晚，再來還要每天花時間研究與寫論文，相信看到這邊的你應該就知道，雖然不是不可能，但是難度十分的高。

有些患者可能上網找到了某位「開刀技術精湛」的名醫，因此滿懷期待地前往看診，卻被該醫生以幾句話就打發離開，因此患者心生

 蒼藍鴿醫學急救站

敝院的排隊亂象

在敝院西址的舊大樓，平日每天凌晨 4 ～ 5 點常常會有很長的排隊人龍。幾年前還是醫學生的我，天真的以為這些來排隊看名醫的都是「病患」或「家屬」，因此早起排隊掛號。後來旁敲側擊才得知，這些排隊的人其實都是「專業代排人員」，幫忙排隊掛到號後，還可以從患者那邊拿到一筆不低的報酬！曾聽師長說過，排隊底價約莫是 500 ～ 1000 左右，如果要掛的「名醫」特別難排，還要加價個 1000 ～ 3000 台幣的「早起排隊費用」。此現象實把民眾崇尚名醫的心態展現得淋漓盡致。

不滿，將該糟糕的看診經驗 PO 上「爆料公社」，大罵「沒醫德的醫師」，這位也沒做錯事的名醫就被路過的網民罵到臭頭。其實追根究柢起來，不過就是這位患者沒有事先想清楚「自己到底想要看哪種屬性的醫生」。

如果你不在乎醫生跟你的互動，只在乎自己的疾病會不會被治好，那麼「醫術佳」的醫師自然是不二人選；如果相較之下，你更在乎內心有沒有被醫師呵護到，醫師是否有問必答，那最好去找「有耐心」的醫師掛號（但這類醫師通常都要等非～常～久，最好要有心理準備）；如果你對前兩者都不在意，你比較在意醫師學識是否淵博，是否可以跟你大肆閒聊癌症的細胞分子生物學，那麼找「學術派」的醫師看診就是最佳解。

筆者要再強調一次，當然也有數種特質都兼備的醫師，但因為一天就只有 24 小時，看診病患又多的情況下，要兼具每種技能自然是

Q：「醫德」到底是什麼 ？

A：現在許多民眾喜歡罵醫師「沒醫德」。在我看來，「沒醫德」這件事情，不過就是該民眾找的醫師不符合自己的期待。例如一名想要醫生噓寒問暖的病患，如果找了一位「醫術」技能點滿的醫師，問診後馬上給出正確的診斷，開了藥並將其打發走。這位病人雖然疾病被治癒了，仍然會覺得醫師「不太有醫德」。

反過來說，一位趕時間的病患，如果走進了「噓寒問暖」技能點滿的診所，那麼這位醫師的關心與問候，對於這位病患而言，反而就變成「看不出來我很忙嗎？真沒醫德」，所以我非常同意一位學長講過的話：「醫德就像貞節牌坊一樣，只有貶意。」這也是許多醫師對於「醫德」這個詞非常反感的原因。

有難度。我曾經遇過這種萬般特質兼具的資深醫師，但這往往是犧牲了許多與家人相處的時間換來的成果。

所以做個小結，**與其一味選擇「名醫」，不如先搞清楚「自己適合什麼樣的醫生」**，然後根據該種類去選擇適當的醫師看診，如此才會有最佳的看診經驗與結果。

 蒼藍鴿醫學急救站

我很宅，所以以遊戲的概念來表達的話，就是每位醫師都有固定的技能加成點數（舉例來說一共有 10 點）。這些技能點數要分散在醫術、溝通技巧、研究、教學、家庭 ... 等等。要怎麼點這些技能全憑醫師個人意志，醫師 A 可以把點數全部灌在醫術上面；醫師 B 可以把 5 點放在醫術，3 點在溝通，2 點在家庭；醫師 C 可以把 9 點放在研究，1 點放在教學 ... 等等。不同的點數組合就會造就不同性格的醫師，這是醫師的選擇，沒有任何對錯之分。

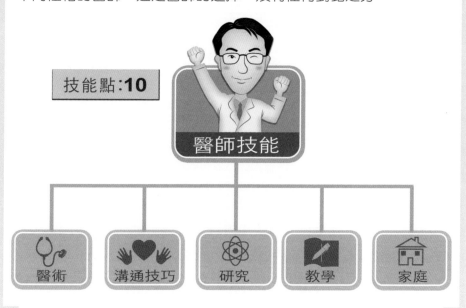

就醫關鍵 5 分鐘：
　　患者如何自保？

　　相信「等了半小時，進去診間卻只有 5 分鐘」是許多人看醫生的經驗。許多人會因此而抱怨，卻很少人會再進一步想：如果一個人看 5 分鐘，我都要等半小時了；那一個人看 15 分鐘，豈不就等到天荒地老？如果像牙醫治療病患一樣，每個人 20 分鐘起跳，那恐怕連診所都要走向全面預約制度，屆時身體不適而臨時想加掛都有困難。

健保制度下的醫療生態：病患如何自保？

　　在全民健保的制度下，相對便宜的醫藥費、極高的醫療可近性、不確實的分級醫療制度（詳見上一節）、再加上看病喜歡「貨比三家」的民眾，造成醫院及部分診所的門診流量非常的高。一個早上、下午或晚上的診，病患數量動輒 20 ～ 30 人以上。簡單的算術就可以得知：一診 30 人，每位病患 5 分鐘，就至少 150 分鐘，也就是快 3 小時的看診時間。如果一位病患看 10 分鐘，看診時間就會超過 5 個小時，也因此早上的診常看到下午，下午的診常看到晚上。患者等到不耐煩，醫師更是身心俱疲！

　　當然會有人問，既然時間有限，為何不限制病患掛號人次，以保障每位病患的看診時間呢？各位也別忘了，現在的醫療越來越「財團化」，大部分醫師都是受雇在醫院體系或診所體系下，是財團的「搖錢樹」之一。既然是受雇者的角色，自然就會被高層要求績效，有些

醫院甚至會訂出績效未達多少就扣薪的標準。在這種背景下，許多醫師也是左右為難。既想要多花一點時間回答患者的問題，卻又受制於高層對於績效的規定。

面對這樣的醫療生態，民眾該怎麼辦？**我的建議是：找到自己信任的家庭醫師，固定回診，減少「逛診所」、「逛醫院」的頻率。**會給這樣的建議，可以從幾個層面來談：

第一，長期固定看相同的醫師，醫師會對這位病患的身體狀況有較佳的掌握度。

第二，由於建立起信任關係，雙方會有比較好的互動，對於患者的疑問也比較會詳細解釋。

第三，有些疾病一開始並不容易診斷出來，例如初期的闌尾炎（俗稱盲腸炎，詳見本書第 2-3 節，第 125 頁），肚子痛的症狀會跟腸胃炎類似，並不容易準確判斷。因此若患者吃了幾次的藥沒有好轉而回診，原本的醫師就會升起警戒心，往其他症狀相似的鑑別診斷思索，因此正確診斷的機會便大大提升。但如果對第一位醫師不信任，而改找其他醫師的話，第二位醫師因為不了解疾病一開始的表現及治療反應，變成一切又要重新檢查，對病患未必是較好的選擇。

 蒼藍鴿醫學急救站

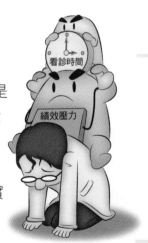

對於診所或醫院的受僱醫師，其實更像是勞工的角色（且尚未被納入勞基法），對於工作的自主權有限。

一診要在多少時間內看多少病人，領多少薪水等事項，其實高層都有規定，有時實在是身不由己。

與醫師對話的重點：這些資訊務必讓醫師知道！

在美國，一位醫師可以花上 20 分鐘以上的時間診察病患。數年前在美國實習的時候，我曾跟過一位資深神經科醫師的門診，第一次見習國外醫師門診的所見所聞令我大感不可思議。

首先，診間的護理師會先請病患前往診間等候，診間裡是沒有醫師的。醫師一到約定時間，會從辦公室前往診間診治病患。見到病患後首先是美國式的噓寒問暖，接著醫師並不會直接切入問診，而是跟患者聊聊最近的狀況如何，工作還好嗎？家庭關係是否和睦？會不會感到龐大的壓力之類？接著才會開始詢問患者有什麼不舒服，之前的服藥情形以及過去病史等等。

事後我與主治醫師閒聊的過程中，才驚覺這些看似普通的「閒話家常」其實是大有意義。醫師可以從閒聊中，旁敲側擊得知病患的生活型態是否健康，是否都有依照醫囑服用藥物，最近是否有其他因素（例如壓力）會讓患者的病情惡化等等。而在悠閒聊天的過程中，也可以自然而然地拉近醫病關係與信任感。

但在台灣的醫療體制下，這樣冗長的「聊天式問診」自然不適用。然後在時間極有限的情況下，又必須要蒐集足夠的資訊以利正確的診斷，因此常會造就醫師對於患者沒有重點的「流水式表達」感到不耐煩。以下就是「流水式表達」的例子：

門診時，對不上頻率的口述

1

醫師：你的腹痛多久了？
患者：痛好長一段時間了。

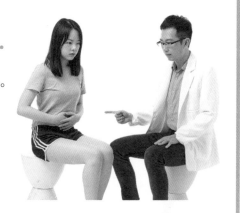

2

醫師：多長的時間？
患者：好幾個月了。

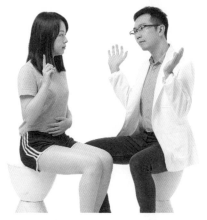

3

醫師：2 個 月 跟 11
個月都是好幾個月，
到底是多久 ...？

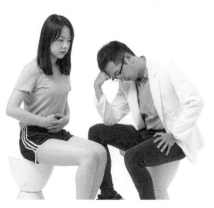

「醫師阿，我大概 1 個月前吃了生魚片，我懷疑那個生魚片不太乾淨啦，吃完肚子不太舒服，不過隔天就好了。接著是 1 個禮拜前啦，我朋友說他得了腸胃性感冒，上吐下瀉的，她說她吃了藥之後有比較好了，現在開始能吃一些正常的東西。啊我也不知道是不是被朋友傳染耶，最近幾天也覺得肚子不太舒服，是沒有到拉肚子，可是大便就稀稀的，醫生啊！我是不是被傳染到腸胃型感冒了？」

這段落落長的流水式描述，其實醫生想要聽的重點就只有：「肚子不舒服合併稀水便，持續＿天（患者沒提到精確數字），疑似有接觸史。」

但是一般人不了解醫學訓練的邏輯，醫師又沒有足夠時間與患者百般閒聊，因此常發生病患說話說到一半被醫師打斷的情景（這又是一個常見的「沒醫德」事發現場）。久而久之醫病關係逐漸緊張，也是可預期的事了。

那麼看診時，到底該提供那些資訊，才會最對醫師的頻率，進而協助醫師做出最迅速正確的判斷呢？請參考下列的問診資料清單：

問診資訊清單參考

　　每位醫師問診都有不同的方式與風格，但基本上都是為了要獲取以下重要資訊：

● **主要症狀**：例如上腹絞痛

● **持續時間**：已經持續 3 天了（註：資訊越精準越佳）

● **期間變化**：這三天來越來越痛

● **誘發因子**：疑似被他人傳染

● **加重因子**：飯後會更痛

● **緩解因子**：少吃東西就會改善

● **伴隨症狀**：噁心、嘔吐、拉肚子

　　關於主要症狀的部分，醫師常會詢問相關的資訊，例如疼痛位置、疼痛頻率、疼痛強度、疼痛性質、疼痛轉移等等。而除了這次疾病本身，有以下資訊也務必主動讓醫師知道：

● 重要家族史

● 重要過去病史、住院史

● 目前用藥

● 藥物過敏史

● 菸、酒、檳榔使用習慣

● 近 3 個月特殊旅遊史、疾病接觸史

　　※ 貼心提醒：這個表格並不是要讀者記起來，而是傳達「醫師到底想要聽什麼」的概念，在就診前只要稍微整理相關資訊，再順著醫師的提問給予相應的回覆即可達到醫病良好的溝通。

scene 4.3

西藥安全嗎?
吃多了會不會洗腎?

　　「西藥」的安全性一直是許多人在乎的議題。坊間更是有許多似是而非的說法,例如「西醫(藥)治標;中醫(藥)治本」、「有病治病,沒病強身」、「一顆普拿疼會累積在身體裡 20 年!」等等,可以說是不勝枚舉。這個章節,就是要為讀者剖析西藥的秘密。究竟臨床試驗怎麼做的?吃西藥要特別注意什麼?藥物過敏會有哪些症狀?種種問題都可以在此小節得到解答。

西藥如何研發製作?藥物的臨床試驗簡介!

　　藥物從被科學家以理論構想出來,到真正開始製作、進入動物實驗、臨床試驗、最後真正能夠上市,往往長達 10 年以上的時間。而過程中就以失敗告終的藥物更是不計其數。以下舉個例子讓大家更容易理解:

　　有史以來最大規模的阿茲海默症臨床試驗新藥「Intepirdine」三期臨床試驗失敗。2017 年 9 月 26 日宣布此消息後,Axovant 公司股價重挫 70%,蒸發 18 億市值美金。

　　一個新藥的研發非常不易。除了一開始的動物實驗,還要通過第一期到第四期的人體臨床試驗。每一期試驗常會耗時數年的時間,因此一個新藥從開始研發到最後核准上市,超過 8 年、10 年是家常便飯。

　　以上還是新藥有研發成功上市的狀況,更多的情況就如上述案例

一樣，在試驗的途中就失敗收場。文章所述的「第三期」試驗是什麼意思呢？此階段為拿新藥跟原本治療阿茲海默的藥物做比較，因為相較於傳統藥物並沒有更加有效，因此試驗以失敗告終。而第一期到第四期的臨床試驗又在幹嘛呢？補充如下：

第一期	第二期	第三期	第四期
確定藥物的安全性。	確定藥物療效，並監測不良反應。	確定新的藥物是否比傳統的標準治療更佳。	藥品上市後，評估長期使用該藥物是否會產生慢性副作用。

簡單來說，通過前三期試驗則藥品得以上市，而第四期為對於上市藥品的評估。若上市後因為使用人數增加／使用時間增長而發現之前未發現的嚴重副作用，則會將藥品永久下架（如數年前的減肥藥品「諾美婷」）。與各位詳細說明試驗的流程就是想表達：市面上那麼多 FDA（食品藥物管理署）核可的藥品，背後其實都經過無數的臨床試驗與努力，安全性與有效性也是一再的通過評估，才得以繼續留在上市藥品清單中。

許多反對現代醫學的人總是對西藥很反感（而且對中藥或其他補品就不會，怪哉），認為藥物不過是藥廠對世人的玩弄。認為藥廠神通廣大，可以買通 FDA，可以買通世界上的權威醫師、藥師與臨床研究人員。筆者聽了也只是笑笑，只要這些人對藥物研發的過程有那麼一點點了解，就不會從口中說出這種話來。

話雖如此，藥品仍舊是藥品，雖然安全性通過驗證，仍必須聽從醫囑，針對疾病對症下藥才能達到其最佳效益，與大家共勉之。

你吃進胃裡的藥，竟然比糖果便宜？

講到藥物，自然要涉及到「藥價」的議題，而這個又要從藥物的「專利期」說起。一般而言，一個「新研發」出來的藥品，受專利保護的期間約為 10 ～ 12 年。在這段保護期間內，其餘藥廠不得仿製相同成分的藥品。也因此開發出新藥的藥廠等同於獨佔這個藥品的市場，新藥的價格也會因此居高不下。「發明」此藥物的廠商所製作出來的藥品，我們稱之為「原廠藥」。

而等到專利保護期過去，世界上其他藥廠便可以依樣畫葫蘆，開始製作成分相同的藥物。這類非原藥廠製作出來的藥品，我們稱之為**「學名藥」。「學名藥」跟「原廠藥」比較起來，主成分會是相同的，但製作過程及製作時添加的佐劑可能會有所不同。**「學名藥」在通過主管機關認證有效後，就可以上市。此時由於市場開始遭到瓜分，不論是「原廠藥」或是「學名藥」的定價都會大幅下滑。即使如此，「原廠藥」因為製作經驗最為豐富、也最具口碑，其定價通常還是顯著高於「學名藥」。

 蒼藍鴿用藥補給站

於我而言，西藥其實是安全性極高的藥物，因其接受過臨床試驗，以及無數科學家與病患的檢驗。現今市面上也有越來越多的「科學中藥」強調本身經過純化與驗證，愈發講究科學化的醫療將成為現代醫學的主流。

蒼藍鴿影音大補帖

三分鐘了解西藥臨床試驗！

藥物的「學名」及「商品名」差異

　　各位如果仔細去研讀藥品包裝，常常會找到兩種英文名字。一個是代表藥物成分的「學名」，一個則是代表藥品本身的「商品名」。舉例來說，市面上常見的抗組織胺「艾來」，其實就是商品名「Allegra」的直譯，而藥品組成成分是「Fexofenadine」，為一種第二代的抗組織胺。

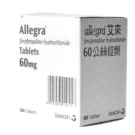

　　「艾來 Allegra」其實就是「Fexofenadine」的「原廠藥」。由於這種藥品專利期已過，因此有許多廠商也製作相同成分（皆為 Fexofenadine）的藥品投入市場競爭，但就會使用不同的「商品名」，例如「Alledine 敏帝膜衣錠」、「Fenadine 惠樂定膜衣錠」等等，這類藥品就是剛剛提到的「學名藥」。

　　簡而言之，如果是單一處方的藥品，「學名」（成分）只會有一種，而「商品名」卻可能有好多種。因此與醫師溝通用藥史的時候，使用「學名」（成分）是較為適當的。

 蒼藍鴿用藥補給站

　　為什麼要新藥要有「專利期」的設計呢？其實這個制度的缺點很明顯：新藥因缺乏競爭對手，因此常常是天價，唯有錢人才用的起。但這個制度也直接鼓勵了新藥的研發。新藥的研發往往須耗費許多的人力物力及財力，若沒有專利期的制度，新藥的投資絕對是吃力不討好。在廠商都不願從事新藥研發的情況下，醫學的發展也會大受影響。

　　講完了「原廠藥」以及「學名藥」的區別，接下來就來聊聊健保署厲害的議價能力了。對於健保署而言，能將總體醫療成本壓到最低自然是最好不過，如此才能減低「漲健保費」的壓力，而藥價自然是健保署下手的一個重要目標。每年，健保署都會開會決議哪些藥品的給付價格需要調降。說好聽一點是「幫民眾省錢」，但後續就會有嚴重問題應運而生。

　　大家可能會有疑問，調降藥品給付價格不好嗎？我去買東西時也會希望便宜一些啊！但重點是：當你買衣服時，將價格殺得太低，店家不爽賣的時候，你大可以拍拍屁股走人，然後進到下一間服飾店。但是今天健保署將藥價砍得太低，以至於原藥廠認為利潤有限，決議將原廠藥撤出台灣市場的時候，台灣醫療界就再也沒有這顆藥物了。或許市面上還找的到本地廠商自己製造的學名藥，但有的時候更誇

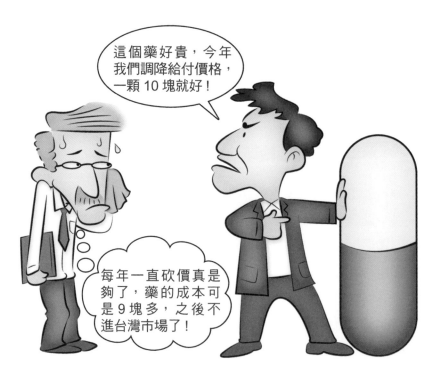

張，連成分相同的學名藥都找不到！此時要使用這顆藥物的病患怎麼辦？醫師只能用相似的藥物替代，療效自然會打折扣。

官方這樣強力砍價的結果，就是導致越來越多原廠藥退出本地市場，而非原廠製造的學名藥市佔率則越來越高。即使成分相同，仍有許多病患向醫師抱怨：身體對於「原廠藥」及「學名藥」的反應其實有所不同。在原廠藥物退出市場，醫師及患者只剩下少數學名藥可以選擇的情況下，對於整個醫療體系絕對不是好現象。

藥物千萬不能跟這些食物一起吃！

藥物進到人體後，常會需要肝臟酵素的代謝。唯有這些酵素的活性正常，藥物才能以正常速度排出體外。

而柚子跟葡萄柚均是芸香科（Rutaceae）柑桔屬（Citrus）的水果，兩者都含有類黃酮（flavonoid）的成分。這個成分會抑制肝臟內特定酵素的活性，特別是 CYP3A4 這個酵素。這個酵素被抑制會發生什麼

 蒼藍鴿用藥補給站

如果對於「原廠藥」及「學名藥」比較沒有概念，不如將其想成手機的「原廠電池」及「副廠電池」。即使副廠電池通過檢驗，也宣稱自己的容量跟原廠電池一樣，但消費者使用起來的感覺有時就沒有原廠電池來的佳。此時通常會轉念思考，寧可選擇多花一些錢購買較穩定又持久耐用的原廠電池。令人感嘆的是，在台灣醫療界，卻是越來越多「原廠電池」（原廠藥）退出市場，消費者只剩副廠電池（學名藥）可以選擇。

事嗎？一般而言不會，但如果你有在服用特定藥品（*如下表*），就可能會出大事。

藥物不能跟這些食物一起吃		
分類	舉例	與柚子或葡萄柚併用結果
降血脂藥	Atorvastatin（Ex：立普妥） Lovastatin（Ex：美乏脂） Simvastatin（Ex：素果）	可能導致肌肉病變、橫紋肌溶解症、甚至急性腎衰竭。
降血壓藥 鈣離子通道阻斷劑	Felodipine（Ex：普心寧） Nifedipine（Ex：冠達悅） Verapamil（Ex：心舒平） Amlodipine（Ex：脈優）	可能造成低血壓及心跳過快，嚴重可能導致缺血性心肌梗塞。
鎮靜安眠藥	Diazepam（Ex：煩寧） Midazolam（Ex：導眠靜） Triazolam（Ex：酣樂欣） Buspirone（Ex：克煩）	暈眩和嗜睡的風險提高。
抗心律不整藥	Amiodarone（Ex：臟得樂）	可能加重心律不整、心跳徐緩、低血壓、鬱血性心衰竭等。
免疫抑制劑	Cyclosporin（Ex：新體睦）	噁心、頭痛、麻痺、抽筋、腎毒性等不良反應。
抗癲癇藥	Carbamazepine（Ex：癲通）	嗜睡、頭暈等副作用增加。
抗凝血劑	Warfarin（Ex：可邁丁）	出血風險增加，嚴重可能導致內出血或腦出血。

簡單來說，這些藥品主要就是經由肝臟 CYP3A4 這個酵素來代謝。若此酵素的活性被抑制，藥品便無法正常被代謝出體外，因此在體內的濃度就會大幅上升，產生平時不會發生的嚴重副作用。

除了柚子、葡萄柚等柑桔屬的水果，也千萬不要取咖啡、茶、果汁、可樂、牛奶等飲料併服藥物，這些飲品都可能降低藥物的療效，

或增加副作用的產生。服藥時，建議以溫開水為主。不但不會有交互作用的產生，溫開水亦有助於藥品溶解與吸收。吃藥「一定 iPad 溫開水」！

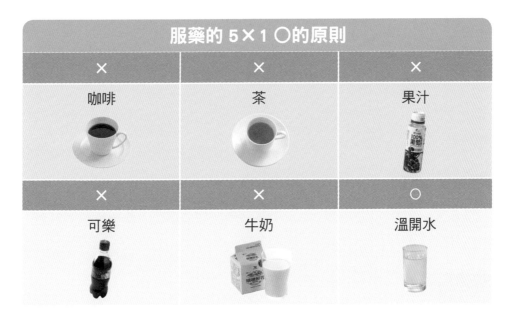

服藥的 5×1○的原則		
×	×	×
咖啡	茶	果汁
×	×	○
可樂	牛奶	溫開水

肝腎功能不佳，一定要跟醫師說！

許多藥物需經由人體的肝臟或腎臟代謝。因此若肝臟或腎臟功能不好，藥物在人體的代謝速度就會減緩，因此在血中的濃度就會上升，進而加劇了藥物的副作用。對於肝腎功能，抽血檢查就可以清楚的得知。

對於肝功能或腎功能較差的病患，藥物劑量常需進行調整。例如原本早晚一顆，就可能改成一天一顆，甚至一天半顆（會依據肝腎功能指數決定），以維持藥物在體內的最佳血中濃度。另一種調整方法是：若患者腎功能不好，則可以改用成分相似，但是由肝臟代謝的藥品所取代，反之亦然，如此就不需擔心血中濃度太高的問題。

215

代表肝功能的常用抽血值	AST	肝細胞酵素之一，若肝細胞損害時會釋放至血液中，造成指數上升。
	ALT	肝細胞酵素之一，較 AST 更具肝臟專一性。
	Albumin	為「白蛋白」，是肝臟製造的重要蛋白質。
	T-bil	為「總膽紅素」，即常聽到的「黃疸指數」。若異常升高可能是肝功能受損、或膽道阻塞等原因所致。
	INR、PT、PTT	此三項皆為凝血功能指標，亦可以反映肝臟功能。

代表腎功能的常用抽血值	BUN	為「尿素氮」，會經由腎臟所排出，因此腎功能下降時指數會上升。
	Cre	為「肌酸酐」，亦為腎臟所代謝，因此腎功能下降時指數會上升。
	eGFR	為「腎絲球過濾率」，由以上數值及體重等數據計算而得。反映腎臟目前的工作效能，數值越高則腎功能越佳。

藥物「傷肝」、「傷腎」迷思大破解

許多人將藥物經由肝臟或腎臟「代謝」解讀成藥物會「傷肝傷腎」，這其實是天大的誤解。拿「水」做比喻就清楚的多：水一樣是經由腎臟「代謝」，但我們不會說喝水會傷害腎臟。因此藥物也是同理，大部分常用藥物經由肝腎代謝，並不會對器官功能造成負擔。

當然的確是有具「肝毒性」及「腎毒性」的藥物，例如特定止痛藥服用過多，就可能造成肝腎功能損害。因此服用藥物時務必依照醫師或藥師的指示，如此就可以將風險降至最低。

至於常聽到的「藥物傷胃」一說，一般是針對 NSAID（非類固醇止痛藥）及類固醇。這類藥物會影響胃壁的保護性黏膜，因此較敏感的患者常有胃痛、消化性潰瘍等副作用產生。這類藥物建議飯後服用或搭配胃藥使用，以減少對腸胃的刺激。

 蒼藍鴿醫學急救站

老一輩的人常說台灣洗腎人口多是因為藥吃太多，這其實也是迷思之一。洗腎人口多的原因，與「健保政策」以及「器官捐贈風氣不盛」有很大的關係。因為器捐風氣不盛，所以腎衰竭患者只有洗腎一途。

而又因為健保給付洗腎的關係，病患不太會有金錢上的負擔，可以終身一直洗下去，因此造就了本地的高洗腎率。如果在國外，洗腎因為非常昂貴，即使是短時間洗腎都可能造成財務上的困難。再加上器捐風氣盛行，因此患者會盡快的被安排腎臟移植，手術成功後就可以脫離洗腎機。這就是國外洗腎率較低的原因之一。

吃完藥發現對藥物過敏，該怎麼辦？

就跟食物過敏一樣，藥物過敏的嚴重度可大可小。輕者可能些微的皮膚搔癢，重者可能發生過敏性休克，不可不慎。對於藥物過敏，你一定要了解以下兩種最嚴重的狀況，一有相關疑慮務必趕緊就醫，不可拖延。

 蒼藍鴿用藥補給站

嚴重的藥物過敏

（過敏性休克、史蒂芬強生症候群）

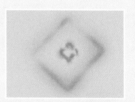

● **過敏性休克**：過敏性休克是所有過敏反應中最嚴重的一種。患者會因為肺部支氣管強力收縮以及舌頭、喉頭水腫而呼吸困難；也會因全身性血管擴張而引發低血壓、心律異常等表現，有立即的生命危險。急救方式為患者或救護人員施行即刻的腎上腺素注射，以拮抗血管的過度擴張使症狀緩解，再立即送醫。

● **史蒂芬強生症候群**：是一種少見的嚴重型藥物過敏，可能在服用藥物後數天至數個月後發生。一開始可能只有類似感冒的症狀，如發燒、喉嚨痛、頭痛，接著會在皮膚出現錢幣大小的「標靶病徵」（如右上圖），面積會逐漸擴大，隨後出現水泡，接著全身皮膚及黏膜會開始脫皮剝落，可能引發後續脫水、感染等併發症。如果未適當治療及立刻停藥，死亡率非常的高。容易引發「史蒂芬強生症候群」的藥物以抗癲癇、降尿酸藥物為大宗，此外也有由中草藥（如人蔘）引發的文獻報告。

碰到藥物過敏，請你這麼做

藥物過敏是醫護與病患都不願見的。但就跟食物過敏一樣，常常要真正發生後才知道原來這種藥品碰不得。要小心只要是吃進體內的東西皆有誘發過敏的可能，因此無論是食物、中草藥、或是西藥都需要注意。若是碰到藥物過敏，建議：

◆ 立即停藥，若症狀嚴重務必趕緊就醫。

◆ 盡量釐清是哪一種藥物造成的過敏（可請醫護人員協助），並請醫療院所清楚註記在健保卡以及病歷系統上。

◆ 最好將會過敏的藥物牢牢記著，以後看病時不忘跟醫師清楚表達藥物過敏史。

◆ 若是嚴重的藥物過敏，政府有藥害救濟的管道可供協助。

食物可以共享，但藥物不行！

診間常有患者提問：「我之前的藥還有剩，能讓我媽媽服用嗎？她跟我都是類似的症狀。」由於現行制度下就醫太方便且便宜，有些民眾身體不舒服跑去藥局拿了藥，隔了一天覺得沒有好轉馬上又去醫療院所看，常會因此囤積了許多藥品在家裡。

這些囤積的藥品往往就成了「家人們」身體不舒服時的用藥來源。這種沒有經過醫師或藥師等專業人員的建議，就逕自服藥的作法，自然會有一定的危險性。

也因此，如果真的非服用他人藥品不可的話，最好還是跑一趟藥局或診所，尋求藥師或醫師的建議。那如果家中有多餘或到期的藥

品，想將藥品丟棄的話，該怎麼辦呢？此時可千萬別直接丟入垃圾桶！（詳見右圖）

　　過多的藥物對環境也是一種破壞。因此切勿有「藥拿越多越好」的心態。藥物是拿來治病，不是拿來收藏的。如果覺得不需要某些症狀治療的藥物，可以直接跟醫師說；反過來說，如果醫師叮嚀某幾顆藥物一定要吃完，也務必依照醫囑服用。精準的醫物使用才能對疾病有最佳的效果。

 蒼藍鴿用藥補給站

逕自服用他人藥物的風險

● **無法對症下藥**：因患者沒有醫療背景，因此逕自選擇的藥物沒有對症下藥，導致藥品不但沒有效，還可能對身體造成負擔。

● **藥物劑量有誤差**：藥物劑量可能不對。若劑量不夠則療效不足，劑量過高則毒性增加，非常危險。

● **產生代謝問題**：若服藥者肝腎功能不佳，便會有前部分所詳述的，藥物無法正常代謝造成體內濃度過高的狀況。

● **產生過敏問題**：個人的藥物過敏史不同，因此會有過敏的風險。如果是逕自服藥引起的嚴重過敏，藥害救濟的管道並不適用。

如何處理廢棄的藥品，藥品回收 6 步驟

如果是非抗生素、抗癌藥物或荷爾蒙製劑，請你這麼做：

1. 密封
將剩餘藥水倒入夾鏈袋中。

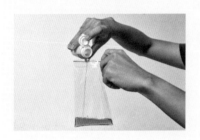

2. 清洗
將藥水罐用水沖一下，將沖過藥水罐的水倒入夾鏈袋中。

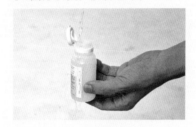

3. 取出
將剩餘的藥丸從包裝（如鋁箔包裝、藥袋等）中取出，全部藥丸集中在夾鏈袋裡。

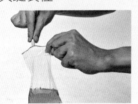

4. 集中
把泡過的茶葉、咖啡渣或用過的擦手紙，和藥水、藥丸混在一起。

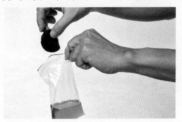

5. 銷毀
將夾鏈袋密封起來，隨一般垃圾清除。

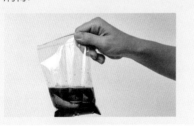

6. 回收
乾淨的藥袋和藥水罐，依垃圾分類回收。

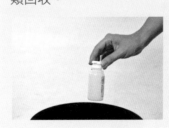

※ 如果是抗生素、抗癌藥物、荷爾蒙製劑等對環境危害較大的藥品，需拿回醫院或藥局，由相關醫療院所依「醫療廢棄物」處理。

※ 如果不確定自己手上的藥品是屬於哪類，建議還是將藥物攜至鄰近藥局或醫療院所，請藥師協助處理哦！

蒼藍哥 ⋯⋯ 西藥安全嗎？吃多了會不會洗腎？

221

scene 4.4

醫生都藉由開藥跟
開檢查賺錢？**別被騙了！**

　　近年來，醫療院所靠「藥價差」增加收入的報導，每隔幾個月就會再度躍上新聞版面。新聞中總會將如此的方式形容得天理不容，甚至還自創了一個名詞描述這種現象：「藥價黑洞」。究竟「藥價黑洞」是怎麼一回事？這樣的現象到底好或不好？本節就聽筆者娓娓道來。

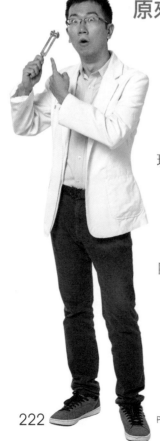

原來「藥價差」可以賺錢！

　　在進入「藥價差」這個正題前，我們先用日常生活中常見的牛肉麵店做例子，以便讀者理解。

　　在傳統市場中，一斤的牛肉報價 150 元。阿珠是牛肉麵店老闆，因此跟傳統市場攤販「大量」採購牛肉，因此攤販給了阿珠每斤 120 元的優惠價格。其中 150 減去 120 的 30 塊價差，就是所謂的「牛肉價差」，或者你也可以稱之為「牛肉價黑洞」。

　　相信各位看到這裡還是一知半解，這個例子跟藥價差有什麼關係呢？關係可大了！今天假設「A 藥物」的健保署定價是一顆 12 塊，意思就

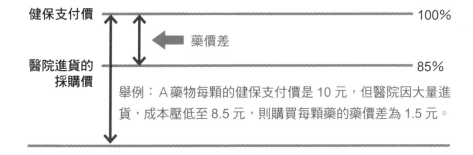

健保支付價 — 100%

藥價差

醫院進貨的採購價 — 85%

舉例：A 藥物每顆的健保支付價是 10 元，但醫院因大量進貨，成本壓低至 8.5 元，則購買每顆藥的藥價差為 1.5 元。

是患者拿了這麼一顆藥，健保署就會給付醫療院所 12 元。而醫院跟藥廠進貨這顆藥物時，因為「大量採購」的關係，藥廠會給醫院較優惠的進價，例如一顆 10 元。也因此，10 元就是醫院進這顆藥物的成本價，而 12 元就是健保署給付給醫院的價格。這中間 2 元的差距，就是名副其實的「藥價差」。

這樣解釋起來，大家就會了解其實「藥價差」跟「牛肉價差」本質上幾乎一模一樣，根本原因就是大量進貨而壓低成本，因此產生了買賣間的利益。既然大家覺得「牛肉價差」是合理的事情，為什麼就要大力抨擊「藥價差」呢？當然有人會問：既然如此，那麼健保署為什麼不再調降 A 藥物的給付價呢？如果將 12 元調降至 10 元，那麼不就消弭了藥價差，還可以節省醫療支出？

精打細算的健保署當然知道這種作法，也因此健保署每年都會開

 蒼藍鴿用藥補給站

其實「藥價差」就是市場機制下的正常現象。如果一味想消弭藥價差而調降藥物的給付價格，最終就會逼得藥物退出本地市場，對於整個醫療體系而言實在不是好事。

223

會，調整許多藥品的給付價格。但是問題就出現了：當 A 藥物的價格被調降成 10 元，醫療院所就會跟藥廠洽談，是否能將進貨價調降成 8.5 元，藥廠可能勉為其難的答應。如此經過幾次的惡性循環，當藥價被砍到一定程度，藥廠就會覺得沒有利潤可言的退出台灣市場。屆時就回到上一節的內容，最終受害的對象其實是無藥可用的患者。

醫生看診常常做白工：淺談「健保核刪」

既然有了「藥價差」這個現象，可能就有讀者想到：既然醫師每開一顆藥，就可能有「藥價差」的小小甜頭。那麼會不會有不良醫師開了許多不必要的藥品，從中賺取「藥價差」呢？

各位別擔心。你們的疑慮，健保署也都聽見了，因此設計出了舉世聞名（且某些狀況下十分不合理）的「健保核刪制度」。

健保核刪是什麼呢？在現行的醫療體制下，醫療院所的許多醫療處置，例如開藥、做檢查、手術等等，都會由醫療院所向健保署申報費用，再由健保署給付相應的價格。當然並不是申報什麼項目，健保署就一定給付。這中間健保署會以病歷審查的方式決定醫師的該處置是否合理，如果健保署覺得這項處置不應該申報，不但會核刪這筆費

 蒼藍鴿醫學急救站

簡單來說，核刪＝不給錢；放大回推＝加重扣款的意思。不但不給付，還要重重的罰錢！而例子中提到的 3800「點」，理論上要等於 3800 元。實際上因為健保總額制度的關係，若無遭到核刪，3800 點還要打個 6 ～ 8 折，才會是健保給付給醫院的額度。

用，還會放大回推數倍！以下舉例：

　　某天，志明下班騎機車回家的路上，因下雨打滑連人帶車摔倒，頭部遭到撞擊。被救護車送至醫院急診室後，雖然意識清楚，但是急診室醫生認為撞擊力道大，因此安排了頭部電腦斷層掃描以排除腦出血，所幸掃描結果沒有大礙。

　　在給予傷口包紮及延遲性腦出血的衛教後，便讓病患回家。沒想到數個月後，這位盡責的急診醫師收到醫院來函通知扣薪，表示健保署認為頭部電腦斷層是「非必要」的檢查，因此遭到核刪。不但檢查的 3800 點拿不到，還被放大回推 4 倍，也就是醫院被罰了 15200 元。

　　看了這個例子大家就理解：醫師無法隨心所欲的開藥跟檢查項目，所有的檢查跟處置都必須符合健保規定的適應症才行，否則就等著被核刪，然後放大罰款。而且即使是「合理的」高階檢查，都可能因為審查委員只看病歷判斷的關係，而遭到不合理的刪除。

　　所以做個小結，即使「藥價差」是醫療院所的營利來源之一，但民眾實不需擔心醫師會因此而胡亂開藥。一旦藥費被健保核刪並放大扣款，對於醫療院所實在得不償失。

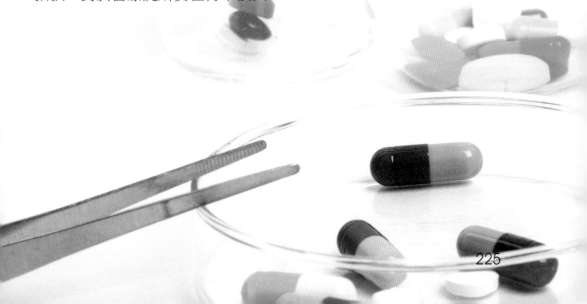

醫生常常叫我「自費」，
是不是想海撈一筆！？

專頁及頻道上的觀眾常請教我這樣的問題：「醫師，我去某○○診所看病，每次跟醫生指定想做什麼檢查，醫生常會要求我自費。我健保費都是按時繳的耶！這樣真的合理嗎？」

相信本書看到這裡，讀者們應該可以幫忙我回答這類問題了：合理，當然合理。上一節已經詳述過，如果醫師安排的檢查不符合健保規定的適應症，就準備被核刪加上放大罰款數倍。為了規避這樣的損失，醫師遇到患者不合理的檢查或開藥要求時，通常有兩種做法：有耐心的醫師就會以理勸退這樣的念頭，說明在這種狀況下並不需要如此多餘的檢查。但這種方式往往吃力不討好，因為許多「奧客」根本不是來看病，而是想藉看病之名凹醫師幫忙做「健康檢查」。所以大部分醫師就會挑選第二種作法：要做檢查可以，但必須自費。如此這項檢查就不會向健保署申報，也就沒有被核刪的危機。

以上這種「自費」相對還算單純，但臨床上實在有太多種可能會需要自費的情況了，往往也造成病患與家屬的疑惑與困擾，因此本節就是要給讀者們最基礎核心的概念。

不是有健保嗎，為什麼還要「自費」？

撇開以上這種「自費做檢查」的單純情況不談。對於住院或某些門診的患者，的確會面臨到許多醫師詢問「要不要自費」的時機。

為什麼會有那麼多自費的項目與情況呢？原因很單純，因為健保只給付最基本的醫療行為。拿「照胃鏡」當作例子，健保只給付沒有麻醉的胃鏡，因為給付點數低，可以省下健保的支出。今天一位很怕做胃鏡，嘔吐反應極強的患者想要在全身麻醉下照胃鏡，是否行得通呢？當然可以！但由於麻醉過程要有麻醉醫師與護理師在旁隨時監控，監測儀器及藥物也都是醫療支出，在健保不給付麻醉費用的情況下，這些費用自然得轉嫁在消費者身上「自費」承擔。

手術也是一個例子。由於健保只給付最基本的醫材與手術方式，因此假如想要用新一代的醫材，甚至是近幾年很夯的「達文西機器人手術」，都需要額外負擔一筆自費的費用。又例如心臟冠狀動脈的支架放置術（簡稱心導管手術），由於健保只全額給付最傳統「不塗藥」的金屬支架，因此若想要使用較新的塗藥支架、甚至是能自行吸收分解的可吸收式生物血管模架，就要自行負擔數萬至數十萬不等的費用。

而在藥物的使用上，理所當然也存在自費的問題。拿「胃藥（制酸劑）」當例子，一種療效較佳的胃藥「氫離子幫浦抑制劑（簡稱PPI）」因為藥價較貴，因此健保署規定要有6個月內的胃鏡異常報告，健保才能夠給付此藥品。因此患者假如想要使用這個藥物，但又不願做胃鏡的話，只能選擇自費使用 PPI。

例如癌症的治療藥物，例如標靶藥物、免疫治療藥物等等（詳細介紹見第 3-5 節，第 187 頁），由於藥價昂貴，因此健保都有嚴格的給付標準。如果患者不符合標準卻想要使用，也只能走向自費一途。

如果想自費，有哪些事情要注意？

將話題稍微拉回來。雖然在醫療院所會碰到許多自費選項，但自費項目絕不是越多越好，也並非每一種自費都對病患有好處，例如剛剛提到的「達文西機器人手術」，有著開刀精準、傷口小、復原快等

等的優點,對於某些特別需要精細動作的手術而言是合理的選擇;但對於較簡易的手術,選擇達文西手術的優點可能就不明顯,患者還要因此而自費 20 萬上下,所以自費並非一定好。以下列舉自費的注意事項讓各位讀者參考。

決定自費之前,請務必清楚以下事項

◆ 了解為什麼要自費?選擇自費對患者有哪些好處?

◆ 了解若不自費,是否有其他健保給付的方式可以替代?比起自費會有什麼缺點?

◆ 了解自費的價格,並查詢是否落在合理的價格區間。

◆ 若確定要自費,則簽署「自費同意書」,並確認同意書上的品項與價格無誤。

由於醫學快速進步,不斷有更好的藥物、醫材被發明出來。而全民健保因為財務關係,通常只會給付最基本的項目。若要求高端的醫療,自然就會有自費的需求。自費醫療絕對不是壞事,且往往代表更佳的品質,注意錢務必花在刀口上,才不會成為自費市場的冤大頭。

 蒼藍鴿保健一點通

先澄清我不是保險從業人員,也跟保險業沒有利益關係。但在腫瘤科病房的真實經驗是:若患者有「醫療相關保險」的保障,的確能夠大大減輕經濟方面的負擔。在面臨是否選擇某些較高價的自費藥物時,也較不會因為價格而有所卻步。

全民健康保險病人自願付費同意書

病人＿＿＿＿＿＿＿＿病歷號碼＿＿＿＿＿＿＿＿＿＿性別＿＿＿＿，西元＿＿＿＿年＿月＿日生，
本人經醫療人員說明後，瞭解下列健保未給付之項目之使用原因、應注意事項、副作用及與
健保給付品項之療效比較，同意使用並願意負擔費用。關於下開所使用之項目，其估計使用
數量僅係預估性質，實際收費依實際使用以電腦結算核計之金額，願由立同意書人及連帶保
證人負擔，絕無異言。

勾選	醫令代碼	項 目 名 稱	醫材許可証號 (如不適用，請寫 NA)	單 價	估計使用數量

預估自費金額總計＿＿＿＿＿＿＿＿＿＿＿＿

註：自費使用健保品項者，其價格可能會受到「兒童加成」、「緊急加成」等給付規定而略有變動。

此 致

○○ 醫院

立同意書人(即病人本人)：＿＿＿＿＿＿＿＿＿＿＿＿＿＿＿＿（簽章）

連帶保證人：＿＿＿＿＿＿＿＿＿＿＿（簽章）　　與病人之關係：＿＿＿＿＿＿＿＿

身分證號碼：　| | | | | | | | | |

出生年月日：西元＿＿＿＿年＿＿＿月＿＿＿日　聯絡電話：＿＿＿＿＿＿＿＿＿

戶籍住址：＿＿＿＿＿＿＿＿＿＿＿＿＿＿＿＿＿＿＿＿＿＿＿＿＿＿＿＿＿＿＿＿＿

現住地址：＿＿＿＿＿＿＿＿＿＿＿＿＿＿＿＿＿＿＿＿＿＿＿＿＿＿＿＿＿＿＿＿＿

西　元＿＿＿＿＿＿＿年＿＿＿＿＿＿月＿＿＿＿＿＿日

說明：「立同意書人」欄由病人親自簽具，病人為未成年人或無法親自簽具者，得由醫療法
第六十三條第一項規定之相關人員（例如：家屬或法定代理人）簽具。

畅銷

暢銷
增訂版

─── 蒼藍鴿影音大補帖 ───

為什麼豬肉不能
吃三分熟？可怕
的「豬肉條蟲」
與「旋毛蟲」

「擦傷」不處理，
小心變成「蜂窩
性組織炎」！

愛滋迷思大破解！

一天要上廁所好
幾次，淺談頻尿
與泌尿系統的感
染。

親自體驗愛滋篩檢！

愛滋是否可以「治
癒」？

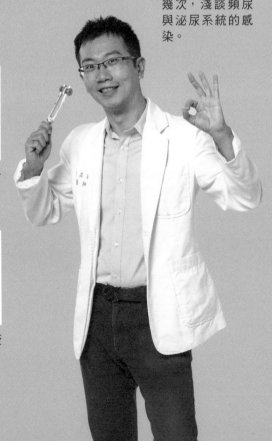

如何預防愛滋？
「事前藥」有用
嗎？

健全均衡的免疫
力才是王道

21 世紀新興傳染病

　　西元 2000 年號稱千禧年，當時有一個都市傳說：千萬不要在 2000 年 1 月 1 號這一天打開電腦，不然會有傳說中的「千禧年病毒」入侵電腦，導致電腦發生永久性的當機。長大後的我才知道，這個現象在當時稱為「千禧蟲危機」，主要原因是因為電腦程式設計的問題，導致電腦在處理 2000 年 1 月 1 日之後的日期時，可能發生無法挽回的當機及系統損壞。好在當時世界各地的資訊相關人員在事發前有做足準備，才沒有讓眾人以為的「電腦病毒」得逞，災難性的全球電腦大當機也沒有發生。

　　不過在 2000 年後，反而是在人類的世界，每隔幾年就會有一波「病毒」的大流行，其中最令人聞之色變的非「冠狀病毒」莫

疾病的命名

　　一個疾病的命名，常有「官方名稱」以及「俗稱」。例如台灣常常說的「德國麻疹（German measles）」其實是俗稱，其正式名稱是 Rubella，但因為太專業反而較不通用，因此世界各地的人反而以俗稱溝通為主。疾病的「俗稱」常由「地名」＋「病名」所構成。

　　其中的「地名」常為疾病的爆發地或是疾病首次被發現／分離出病原體的地點，前者的例子如西班牙流感、非洲豬瘟、或是這次的武漢肺炎；後者的例子如德國麻疹、日本腦炎等等。然而，因世界衛生組織於近年來不斷宣稱「地名」＋「病名」的俗稱恐汙名化該地區，因此這次全球流行的「武漢肺炎」漸漸被「新冠肺炎」取而代之，但其他疾病的俗稱卻未因此更動。

屬。從 2003 年的 SARS（Severe Acute Respiratory Syndrome，嚴重急性呼吸道症候群），到 2012 年的 MERS（Middle East Respiratory Syndrome，中東呼吸道症候群），以及 2019 年底到 2020 年在全世界造成大流行的 COVID-19（Coronavirus disease 2019，又稱新冠肺炎／武漢肺炎），皆為冠狀病毒造成的全球／區域大流行。其中 COVID-19 甚至在全球造成超過百萬人的感染，逾數十萬人因此喪命，為最近數十年最嚴重的全球疫情。究竟「病毒」為何如此可怕？面對各種造成傳染病的「病原體」，人類該如何防範？

1. 常見病原體的種類

會感染人體的微生物或病毒，統稱為「病原體」。病原體的種類非常多，如細菌、真菌、病毒、寄生蟲、立克次體、螺旋體等等。以下列出較常見的幾種類型說明：

■ 病毒

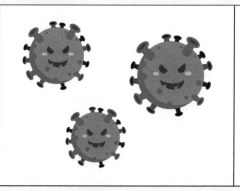

・**病毒種類**

如冠狀病毒、腺病毒、鼻病毒、流感病毒、呼吸道融合病毒、輪狀病毒、諾羅病毒等等。

・好發現象：常造成**全身性症狀**，如發燒合併呼吸道症狀、腸胃道症狀及筋骨痠痛等。

・特效藥：大部分無特效藥，需靠自身免疫力抵抗病毒（少數有特效藥的病毒於之後詳述）。

■ 細菌

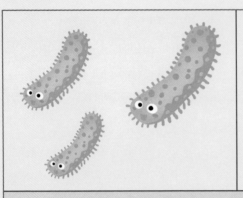

・細菌種類

如大腸桿菌、金黃色葡萄球菌、肺炎鏈球菌、綠膿桿菌、沙門氏菌、鼠疫桿菌等等。

・好發現象：常造成發燒合併**局部性症狀**，如細菌性肺炎會有呼吸道症狀、中耳炎會耳朵痛甚至影響聽力、蜂窩性組織炎或毛囊炎會有局部皮膚紅腫熱痛的表現。

・特效藥：抗生素，但要小心「抗藥性」的問題。

■ 真菌

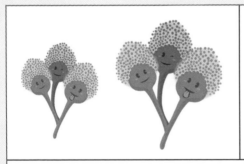

・真菌種類

如白色念珠菌、麴菌、白黴菌等，為環境中的黴菌。

・好發現象：特別容易感染**抵抗力不好的人**，如先天或後天免疫缺乏的人、控制不良的慢性病患者、接受化學治療或免疫抑制劑治療的病患等。

・特效藥：抗黴菌藥，但一樣有「抗藥性」的問題，且副作用通常較抗生素強烈。

■ 寄生蟲

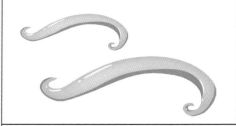

・寄生蟲種類

　　如蛔蟲、蟯蟲、條蟲、肺吸蟲、肝吸蟲、瘧原蟲、海獸胃線蟲等等。寄生蟲在公衛發達的國家（如台灣、日本）非常罕見。

　　・好發現象：多數寄生蟲寄生於腸胃道，易引起腸胃道症狀；少數寄生蟲依其寄生器官而有不同表現，如豬肉條蟲（詳見第237頁）入侵大腦後會造成頭痛、抽筋，甚至意識喪失等表現。

　　・特效藥：驅蟲藥。少數寄生蟲疾病如瘧疾，亦有抗藥性的問題。

抗藥性

　　「抗藥性」這個名詞是針對「病原體」的描述。拿「A細菌」為例子，原本的A細菌感染人體後，醫師使用任何抗生素都可以殲滅A菌，此時A細菌就被稱為「沒有抗藥性」的細菌。然而在治療過程中，有些患者未遵醫囑，服用抗生素時沒有將療程服用完，造成對抗生素抗性較好的少數A菌存活下來，並增生繁殖。若人體再次被這批A細菌感染，原本的抗生素就會失去效用，即A細菌「產生抗藥性」。若是對多種抗生素產生抗藥性的細菌，便被稱為「超級細菌」。面對超級細菌，醫師除了能選擇的藥物很少，這些後線藥物常常也伴隨較強的副作用，因此成為醫療上的難題。

　　為了避免「抗藥性」的產生，除了治療細菌感染時要將療程吃完，亦要避免食用不必要的抗生素。但許多讀者跟我反應，即使是小感冒（病毒感染），醫生也常開立針對細菌感染的抗生素，這又是何解？關於這點我會於之後說明。

蟯蟲＆瘧原蟲

台灣因為公共衛生品質良好，飲食與飲水皆相當潔淨，因此寄生蟲感染並不多見。

許多民眾小時候都有使用「蟯蟲試紙」黏屁股的回憶，此動作即是要檢查肛門口附近是否有蟯蟲卵，以確診蟯蟲感染。但近年來「蟯蟲病」已非常罕見，此貼片漸漸僅剩大人們的回憶。

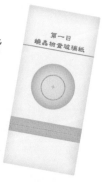

▲ 蟯蟲測試貼片

另外由於國際旅遊的台人增多，許多人漸漸注意到，若要前往南美、非洲或南亞等某些「瘧疾」的疫區，必須在行前服用預防瘧疾的藥物，並做好防蚊的措施。

雌性瘧蚊叮咬瘧疾患者後，瘧蚊會受到感染，並在叮咬另一人時將瘧疾傳播開來。而一旦被叮咬之後，瘧原蟲隨著蚊子尖細的口器進入人體，最終會感染人體的紅血球細胞並隱藏其中，造成發燒、畏寒、疲倦、冒冷汗、頭痛、筋骨痠痛等類流感症狀。若無適時的治療，數天後會出現週期性的發燒、畏寒及顫抖，嚴重者可能導致脾腫大、肝腎衰竭、急性腦病變，甚至死亡。

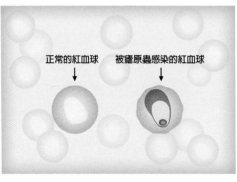

正常的紅血球　　被瘧原蟲感染的紅血球

▲ 會造成「瘧疾」的「瘧原蟲」（圖）亦為寄生人體的微生物，會透過雌性瘧蚊作為媒介感染人體。

為什麼不能吃沒有熟的豬肉？

　　許多人到高檔餐廳用餐，總是喜歡來一客五分熟，甚至是三分、一分熟的牛排。但是輪到豬排時，卻永遠只有一個選項：「全熟」。究竟為什麼會這樣呢？原來背後原因也跟寄生蟲有關！食用未煮熟的豬肉，除了可能遭到細菌感染外，也可能將未被殺死的「豬肉條蟲」吃下肚！

　　豬肉條蟲感染人體後，除了會有腸胃不適的症狀，其幼蟲甚至可以穿破你的腸壁，在全身到處遊走感染其他部位，例如在肝臟形成一大堆囊腫，或者是寄生在眼睛、大腦，引發失明、癱瘓、意識改變、甚至死亡，亦難在驅蟲藥的治療下完全根治，是非常可怕的寄生蟲之一。

蒼藍鴿影音大補帖

　　除此之外，食用未熟的豬肉亦可能遭到「旋毛蟲」感染，但因案例較少，有興趣的讀者可詳見「蒼藍鴿影音大補帖」補充説明。

為什麼豬肉不能吃三分熟？可怕的「豬肉條蟲」與「旋毛蟲」。

2. 為何明明感冒去看醫生，醫生卻開給我抗生素？

　　許多頻道觀眾在閱覽完我的 YouTube 影片後，漸漸對抗生素有更多了解，知道其是對「細菌」的特效藥。然而有些人心中的疑問接踵而至：為什麼常常感冒發燒去看醫生，醫生卻開給我抗生素？照理說感冒不就是「病毒感染」嗎？服用對抗細菌的抗生素又怎會有用？關於這個議題，我在「感冒與流感」的章節（3-1）有稍微提及，在此我想做個更為透徹的原因分析：

感冒合併次發性細菌感染

單純的感冒（學術一點的名稱為「上呼吸道感染」）是病毒感染沒錯，因此服用抗生素沒有任何效果，只會得到抗生素的副作用而已。因為多數病毒沒有特效藥（有特效藥的少數病毒介紹於後），因此感冒時要做的反而是**多休息增強抵抗力，讓身體的免疫細胞更快戰勝病毒**。如果因為發燒、咳嗽、流鼻水等症狀造成不舒服，也可適時服用藥物緩解症狀，以增進睡眠品質。

然而，感冒的時候因呼吸道遭到病毒入侵，整個呼吸道變得較為脆弱，平時能夠將病原體排出體內的纖毛也會受到影響而罷工（詳見 3-1 節），因此這時候呼吸道特別容易遭到**次發性的細菌感染**。許多細菌原先就待在我們的皮膚、鼻腔或口腔中，與我們和平共存；一旦人體較為脆弱，原本的防禦工事（纖毛擺動）潰堤，這些病原菌便有可能長驅直入，造成下一波感染。

以感冒或流感之**次發性細菌感染**而言，最常見的為細菌入侵中耳之**中耳炎**、入侵鼻竇造成的**鼻竇炎**、以及入侵肺部造成的**肺炎**。也因此，醫師在檢查感冒病患的時候，會特別注意患者有沒有出現**次發性細菌感染**的情形，例如：

➡ 耳朵會不會痛、耳膜是否紅腫，甚至影響到聽力→（中耳炎）

➡ 黃濃鼻涕是否超過 3 ～ 5 天的時間，且合併鼻竇敲痛、或頭痛→（鼻竇炎）

➡ 是否越咳越厲害，甚至喘不過氣，且胸部聽診出現囉音→（肺炎）

　　一旦醫師懷疑患者有出現次發性細菌感染的情形，便可能開予抗生素治療，並叮嚀患者需服用完一個療程後回診追蹤。

喉嚨的鏈球菌感染

　　有一種喉嚨的細菌感染，跟病毒造成的感冒非常類似，病原體就是鼎鼎大名的「Ａ型鏈球菌（又稱甲型鏈球菌）」。遭到Ａ型鏈球菌感染的初期，會有發燒、喉嚨痛等類似感冒的症狀，但咳嗽、流鼻水、鼻塞等其他上呼吸道症狀則較為罕見。此外也會有草莓舌、身上出現砂紙般粗糙紅疹等特徵，因此又被稱為「猩紅熱（Scarlet fever）」，理學檢查則會發現喉嚨及扁桃腺紅腫，甚至化膿。遭到鏈球菌感染後，若未即時治療，鏈球菌及身體的免疫反應可能進一步侵犯關節、心臟、腎臟等組織器官，造成併發症。

　　也因此，若醫師懷疑患者的喉嚨發炎為鏈球菌感染所致，標準做法為：以棉棒採檢喉嚨檢體進行Ａ型鏈球菌快篩及培養，並依快篩結果決定是否給予抗生素，之後約患者回診追蹤。然而，並非每個醫

──────── Ａ型鏈球菌感染的表徵 ────────

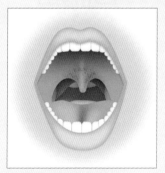
喉嚨發炎甚至化膿

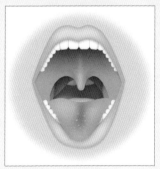
草莓舌

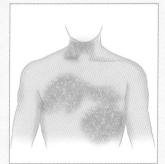
皮膚紅疹

療院所都具備鏈球菌快篩之檢驗醫材，因此許多醫師的做法為：若患者喉嚨明顯發炎，則無論其為病毒或細菌所造成，一律先給予抗生素治療。

此做法的好處為不會延誤鏈球菌患者的治療，壞處則為過度使用抗生素，因為鏈球菌感染的盛行率遠不如病毒感染。但在鏈球菌快篩不普及的狀況下，依然可見不少醫師「寧可錯殺一千，不可放過一人」的診治患者，為未來細菌之抗藥性埋下了隱憂。

消炎藥 vs 抗生素

許多人生病尋求醫療協助時，常會聽到「消炎藥」這個詞。的確，許多老一輩的醫師為了溝通方便，會將抗生素稱為「消炎藥」，但其實這樣的代稱並非那麼精確。各位讀者們已經看完前面的章節，就會理解「抗生素」的效果是「殺死細菌」，並不是直接「消除發炎」。當然體內的細菌量減少後，發炎的程度也會減緩，但這不是藥物的直接作用。

蒼藍鴿影音大補帖

「擦傷」不處理，小心變成「蜂窩性組織炎」！

而藥理學上有所謂的「非類固醇消炎止痛藥（Nonsteroidal anti-inflammatory drugs, NSAIDs）」，例如頭痛、經痛常吃的布洛芬（Ibuprofen）等，這類藥物才是真正意義上的「消炎藥」。因此下次如果聽到消炎藥這個詞，請務必跟醫師或藥師確認到底是指**抗生素**、還是**消炎止痛藥**，以免造成誤會。

蒼藍鴿影音大補帖

一天要上廁所好幾次，淺談頻尿與泌尿系統的感染。

蒼藍鴿用藥補給站

診所轉醫院就醫的 2 大關鍵

由於醫院是比較後線的醫療院所，因此醫院的患者往往是由診所轉介，或是看過診所未覺改善才至醫院就醫。根據筆者的經驗，患者或是家屬常常不清楚之前的醫師是否開立**抗生素**？甚至

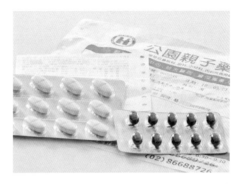

不知道之前醫師對自己的**診斷**是什麼，這其實不是一個好現象，也不是對自己健康負責的做法。筆者建議離開診間前必須跟醫師確認 2 件事：

1. 釐清自己**可能的診斷**。　　2. 瞭解開立的**藥物種類**。

若藥物中含**抗生素**，則跟醫師確認是否懷疑自己有細菌感染。釐清這些資訊，對於患者對本身疾病的掌握，或是爾後去其他醫療院所就診時的溝通，都會有莫大的幫助。

3. 具有特效藥的少數病毒

前面提到，多數病毒沒有特效藥，因此遭到病毒感染時，主要依賴自己的免疫力擊敗病毒。但少數病毒因為毒性較強，或許會對免疫功能差的患者造成嚴重的傷害，因此在科學家及藥廠努力研發之下，針對這些病毒的特效藥一個一個誕生了：

流行性感冒病毒（Influenza virus）

關於流感病毒及其可能引起的症狀，本書第 3-1 節已有詳解，這

裡便不重複。當 2020 年初 COVID-19（武漢肺炎 / 新冠肺炎）剛爆發時，美國也遇到流感盛行造成近萬人死亡，因此許多人將流感與新冠肺炎互相比較，覺得流感病毒的威脅程度不亞於新型冠狀病毒。但因流感有疫苗得以預防，患病者又有抗流感藥物可使用，果不其然數週後，新冠肺炎的感染與死亡人數就大幅超車流感，令人不勝唏噓。

C 型肝炎病毒（Hepatitis C virus, HCV）

2014 年以前，台灣的醫師面對 C 型肝炎患者，能夠選擇的治療方式較有限，大多使用干擾素（Interferon）注射加上抗病毒藥 Ribavirin 的組合抑制病毒。然而這樣的用藥組合不但療程長（24 ～ 48 週）、副作用大，治癒率也侷限在 70 ～ 85%。

2014 年後，全新的口服抗 C 肝病毒藥物漸漸進到台灣市場，並於 2019 年全面納入健保給付。在台灣上市的新一代 C 肝藥物目前有 6 種，醫師會視病毒基因型以及患者肝臟狀況等條件決定最合適的藥物。令人振奮的是，新一代的口服 C 肝藥物對於 C 肝患者的治癒率達到 95% 以上，且具有療程短（8 ～ 24 週）、副作用少的優點，因此 2019 年又被視為台灣根除 C 肝新紀元的開始，盼於 2030 年之前可以完全根除 C 型肝炎！

上述的兩種病毒，搭配抗病毒藥物的使用後，多數人都可以達到「痊癒」的狀態，也就是病毒於體內完全根除，再也偵測不到（不過若是不同基因型的病毒則可能再次感染，例如每隔一段時間就會變種的流感病毒）。然而以下幾隻病毒雖也有特效藥，卻僅能起到「抑制病毒」的效果，無法將之完全根除。面對這些病毒，建議各位維持良好作息並規律運動，將自身免疫力鞏固好，才是與它們和平共存的不二法門。

B 型肝炎病毒（Hepatitis B virus, HBV）

B 肝病毒雖然聽起來跟 C 肝病毒是好鄰居，但很不幸的，雖然 2010 年後 C 肝新藥出現突破性的進展，治癒率大幅提升，但 B 型肝炎的治療卻仍停留在「抑制病毒」的階段，很難做到將病毒完全根除。在根治性的 B 肝新藥問世前，患者還是得靠著干擾素或口服抗病毒藥壓抑 B 肝病毒。即使治療到 B 肝表面抗原消失而得以停藥，患者還是要定期追蹤肝臟受損情況，如此才能將爾後肝硬化、甚至演變成肝癌的機會降到最低。

皰疹病毒家族

如第 3-3 節詳述的「單純皰疹」及「帶狀皰疹」，雖然抗皰疹藥物得以壓抑病毒，讓症狀更快消失，但無法完全根除病毒。殘存的病毒會躲在主人的神經節內，等主人免疫力低下時再次出來作亂。

另外，在免疫力低下的患者容易造成疾病的「巨細胞病毒（Cytomegalovirus，CMV）」亦為皰疹家族的一員。平常人身上幾乎

干擾素

干擾素（Interferon，IFN）是人體免疫細胞本身就會分泌出的物質，功能為刺激肝臟分泌出特殊的蛋白質，因而抑制肝炎病毒進入肝臟細胞、或於肝細胞內複製。

然而，在大部分慢性肝炎患者的血清中，能偵測到之干擾素的量極低，顯示肝臟分泌干擾素之能力，已趕不上病毒大量複製的速度。因此患者接受干擾素治療，就是利用此原理抑制肝炎病毒的複製，進一步減低肝細胞的損害。

都潛藏著這隻病毒，但不會造成疾病。一旦患者接受化學治療或免疫抑制劑治療，這隻病毒便可能活化而造成疾病，感染患者的消化道、肺臟，甚至眼睛。抗病毒藥物對巨細胞病毒僅有抑制效果，尚不能完全根除。

愛滋病毒（Human Immunodeficiency virus, HIV）

愛滋病毒透過性行為傳染或母子/母女垂直感染，會造成鼎鼎大名的後天免疫缺乏症候群（Acquired Immune Deficiency Syndrome, AIDS）。面對愛滋病毒，需以多種抗病毒藥物抑制患者體內之病毒量，以維持病患正常的免疫功能。若患者不遵醫囑擅自停藥，則愛滋病毒往往很快繁殖增生，且可能產生抗藥性，造成後續治療更為棘手。

愛滋迷思破解！
蒼藍鴿影音大補帖

親自體驗愛滋篩檢！
蒼藍鴿影音大補帖

愛滋是否可以「治癒」？
蒼藍鴿影音大補帖

如何預防愛滋？「事前藥」有用嗎？
蒼藍鴿影音大補帖

4. 新型冠狀病毒簡介

具備各種「病原體」的基本概念後，接下來就要切入造成 2020 年全球疫情爆發的「新型冠狀病毒（2019-nCoV）」了。儘管是針對新冠病毒的專文探討，但本節撰寫的知識可以廣泛運用於其他病毒造成的感染症，包括大觀念、治療及預防方式等等。

首先，在新冠病毒被鑑定出來前，會感染人類的冠狀病毒總共有六種。其中，前四種冠狀病毒造成的感染非常輕微，患者僅會有微燒、咳嗽、流鼻水等上呼吸道症狀，是造成「一般感冒」的病毒。第五種以及第六種冠狀病毒，就是造成 2003 年 SARS 以及 2012 年 MERS 的罪魁禍首，世界衛生組織對它們的命名就是很直觀的「SARS-CoV」以及「MERS-CoV」，CoV 即為冠狀病毒 Coronavirus 的縮寫。而新型冠狀病毒（2019-nCoV）則為會感染人類的第七種冠狀病毒。

為何冠狀病毒容易突變，造成大流行？

冠狀病毒是 RNA 病毒的一種。相較於 DNA 病毒如皰疹家族的病毒，RNA 病毒的基因序列往往更不穩定，因此每隔一段時間就有突變的可能。自然界中有許多動物身上都帶有冠狀病毒，最著名的例子是蝙蝠。

蝙蝠是冠狀病毒最大的宿主，其中某些基因型的冠狀病毒起初並不會傳給人，但這些病毒經過突變後，便有可能直接或間接的感染人類。例如 2003 年的 SARS，便被科學家證實是蝙蝠身上的冠狀病毒突變後感染果子狸，最後人類因食用果子狸進補而遭感染。

另一案例是 2012 年於沙烏地阿拉伯出現的 MERS，亦是由蝙蝠的冠狀病毒突變後感染駱駝，再由駱駝傳染給遊客，進而散播開來。

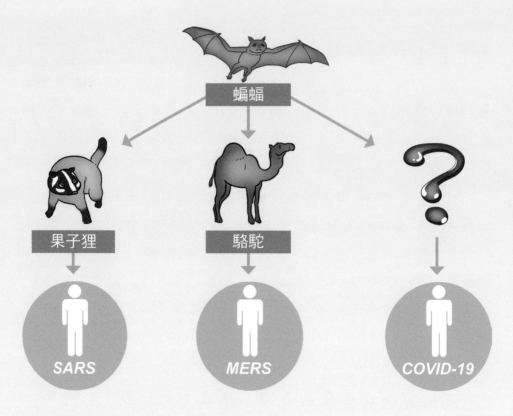

至於 2020 年的新冠肺炎（COVID-19），科學家尚未確認是透過哪種動物將變種的冠狀病毒傳給人類，但推估跟蝙蝠應該脫不了關係。

新冠病毒（2019-nCoV）與 SARS、MERS 有何異同

　　2000 年之後，冠狀病毒造成的局部地區或全球大流行已然有三次。然而造成 SARS、MERS 及 COVID-19 的病原體雖然都是冠狀病毒，但其在流行病學上卻有極大的差異，右表為三者之間的比較：

　　由表格可以看出，新冠肺炎之所以造成大規模的全世界大流行，正是因為其**致死率低**加上**無症狀感染者多**的關係。可能有人會有疑問：致死率低不是很好嗎？為什麼反而會造成大流行？正是因為致死率低，病毒感染人類後並不會造成人類大量死亡，反而會促成被感染

的帶原者再將病毒散播出去，感染其他宿主。

而無症狀感染者多，會使得防疫工事出現漏洞，因為衛生主管機關無從確認哪些人身上帶有病毒。無症狀感染者容易成為**超級傳播者**，在日常生活中無意間傳染給其他人，甚至造成群聚感染，形成防疫的重大缺口。綜上所述，不難理解為何 COVID-19 會成為全球大流行的可怕疾病了。

	新型冠狀病毒	MERS 病毒	SARS 病毒
發生時間	2019～2020	2012	2003
流行地區	中國➡全世界	主要位於沙烏地阿拉伯、大公國、卡達等中東地區	主要位於中國大陸東南地區
傳染途徑	飛沫傳染、接觸傳染、可能糞口傳染		
潛伏期	約 2～14 天	2～14 天	2～7 天，最長可達 10 天以上
症狀	發燒、咳嗽、呼吸急促甚至困難、腸胃不適、全身倦怠、嗅味覺喪失	發燒、咳嗽、呼吸急促甚至困難。重症者可能出現腎衰竭、心包膜炎、全身瀰漫性凝血	發燒、咳嗽、呼吸急促甚至困難、頭痛、肌肉痠痛、全身倦怠、腹瀉
致死率	預估 3～6%	約 35%	約 10%
無症狀感染	常見	稍常見	不常見
預防方式	勤洗手、戴口罩、注意呼吸道衛生、咳嗽禮儀及保持環境空氣流通	避免前往流行地區農場、接觸駱駝或生飲駱駝奶	勤洗手、戴口罩、注意呼吸道衛生、咳嗽禮儀及保持環境空氣流通

冠狀病毒的傳播方式

冠狀病毒、或是其他造成呼吸道感染的病毒（如流感病毒、鼻病毒、呼吸道融合病毒），傳染方式不外乎是飛沫傳染、接觸傳染、以及糞口傳染這幾種方式。以下詳細說明：

A. 飛沫傳染

因病原體會存在於患者之上呼吸道如鼻咽、口咽、喉咽等處引發症狀，因此當患者有咳嗽或打噴嚏等清除病原體之生理反應，病毒微粒便會隨著口鼻分泌物噴出。於空氣中漂浮的病毒顆粒若遭旁人吸入，便可能造成感染。

★ 預防方式：

● 保持社交距離：因飛沫噴濺的距離極限大約是 1 ～ 1.5 公尺，因此若與旁人相隔 1.5 公尺以上，則遭到飛沫傳染的可能性大幅將低，這也是為何政府要將「社交距離」訂為 1.5 公尺以上的原因。

● 配戴外科口罩：外科用口罩能夠有效阻擋飛沫噴濺，防止帶有病毒的分泌物入侵口鼻。若無法與周遭人士維持社交距離（如擁擠的捷運上），則務必戴好口罩。

● 配戴含鏡片之眼鏡（護目鏡）：若遭飛沫噴濺到眼睛黏膜，也可能造成感染，因此在疫情期間，建議未配戴眼鏡者可考慮以護目鏡保護眼睛。

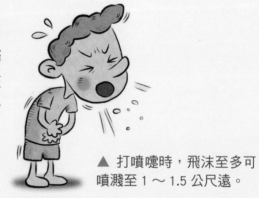

▲ 打噴嚏時，飛沫至多可噴濺至 1 ～ 1.5 公尺遠。

B. 接觸傳染

因患者之口鼻分泌物中含有病毒，當患者手部接觸其口鼻分泌物（如摀嘴咳嗽或打噴嚏、咬指甲、挖鼻孔等），手上便會沾染病毒。若病患再以手觸摸其他公共區域，如樓梯把手、電梯按鈕，就會使得這些區域沾染病毒，最終病毒就會藉機傳播至觸摸這些區域的健康人手中。若這些健康者沒有養成勤洗手的好習慣，直接以沾有病毒的手吃東西、挖鼻子或揉眼睛，病毒便會透過黏膜感染人體。

拋棄式手套是一個預防接觸傳染的可能方式，但由於較影響日常活動如滑手機、找零錢，且脫除的過程中也容易造成汙染，因此並不普及。接觸傳染往往比飛沫傳染更難防範，亦是造成群聚感染的主要原因，因此民眾務必熟悉以下的預防方式：

打噴嚏、咳嗽的正確方式

為了預防手部沾染上病原體，並進一步接觸傳染給他人，打噴嚏及咳嗽時務必遵照以下禮節：

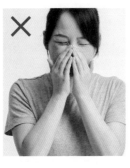 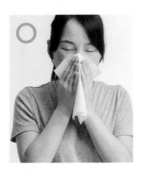 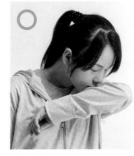

1. 勿用手直接承接口鼻分泌物。

2. 打噴嚏可用衛生紙遮掩口鼻，再將衛生紙丟棄並洗手。

3. 打噴嚏可用衣袖遮掩口鼻，再使用酒精對衣袖做局部消毒。

●勤洗手：在洗手之前千萬不可用手觸碰口、鼻、眼睛。標準的洗手方式為「肥皂濕洗手」，配合「內外夾弓大立腕」的口訣，至少洗手 20 ～ 30 秒鐘，才能有效清除手上病原體；若肥皂取得不易，可以用清水替代。

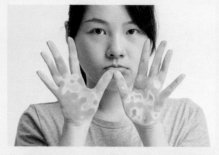

▲ 我們雙手往往沾染了病原體而不自知，若未徹底洗手就以手觸摸口、鼻或眼睛，便有可能遭到感染。

　　若濕洗手不便，雙手又沒有明顯髒污或沾染分泌物，則可以選擇「75% 酒精乾洗手」，得以消滅大部分病原體（含冠狀病毒）。關於酒精消毒的原理及限制會於之後詳述。

●環境消毒：可用 75% 酒精或稀釋後的漂白水進行環境的消毒，可以有效殺死環境中的病原體。漂白水的稀釋方式及原理會於之後詳述。

洗手標準七字訣：內外夾弓大立腕

　　內外夾弓大立腕是洗手的標準程序，無論是濕洗手或是乾洗手都應遵守，以下圖解：

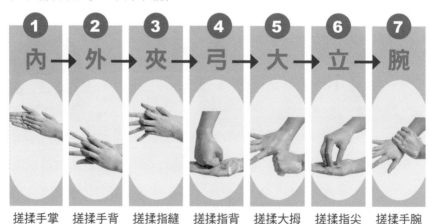

① 內	② 外	③ 夾	④ 弓	⑤ 大	⑥ 立	⑦ 腕
搓揉手掌	搓揉手背	搓揉指縫	搓揉指背與指節	搓揉大拇指與虎口	搓揉指尖	搓揉手腕

蒼藍鴿醫學大補帖

C. 糞口傳染

在某些病毒感染中，患者的糞便中偵測得到病毒。因此被患者排泄物污染過的地方（如廁所）就會潛藏病毒，並透過接觸傳染的方式傳染給其他人。糞口傳染最著名的例子為造成病毒性腸胃炎的輪狀病毒、及諾羅病毒。但 2003 年的 SARS 及這次的 COVID-19，科學家亦成功從患者的糞便中分離出病毒，代表其有糞口傳染之虞。

★ 預防方式：

糞口傳染之預防方式與接觸傳染相同，即落實勤洗手以及環境（廁所）消毒的部分。

5. 病原體的剋星－ 75% 酒精、漂白水 / 次氯酸水、人體的免疫力

本節內容到了尾聲，來聊聊許多讀者最關心的議題，也就是「如何預防傳染病」。知道了病原體的傳播方式，我們就得以使用相應的預防措施，讓被感染的機會減到最低。由於「口罩」於本書 2-5 節已做了詳盡的介紹，因此本段落會著重於環境消毒，以及建構健全且平衡的免疫力兩大部分。環境消毒方面，75% 酒精以及稀釋之漂白水 / 次氯酸水為最常用的兩種方式，以下一一說明：

75% 酒精

並非任意濃度的酒精皆有抗菌殺毒效果，需至少 >60% 的酒精才足以讓病原體表面套膜上的膜蛋白變性，進而殺死病原體。酒精濃度在 70 ～ 75% 消毒效果最好，濃度再往上反而效果漸差。雖然酒精拿來乾洗手或是消毒辦公環境時非常好用，但有二個重點要特別注意：

1. 雙手無明顯髒汙時，使用酒精乾洗手才有效，否則酒精無法

滲透髒污處殺菌消毒。若雙手有可見髒污，需以濕洗手取代。

2. 酒精可殺死絕大多數病原體（含冠狀病毒），但並非全部。一些無包膜的病毒或細菌是抗酒精的，例如 A 肝病毒、腸病毒、腺病毒、諾羅病毒、蠟狀桿菌、炭疽桿菌等，因此若要徹底防範病原體，需以濕洗手、或使用漂白水／次氯酸水進行環境消毒取代之。

漂白水（NaClO）及次氯酸水（HClO）

漂白水是次氯酸鈉的溶液。市售的漂白水濃度約 5% 左右，將其稀釋 50 ～ 100 倍便可拿來消毒及清潔環境（較髒的環境如廁所可稀釋 50 倍，相對乾淨的環境則 100 倍即可）。漂白水為很強的氧化劑，可有效殺死病毒、細菌、真菌等病原體。但要注意的是，漂白水對於皮膚及黏膜有刺激性，因此僅適用於環境消毒，宜避免接觸人體。此外，稀釋過的漂白水最好於 24 小時內用完，以確保其清潔效力。

次氯酸水與漂白水用法及性質皆十分類似，可用於環境消毒（建議濃度為 100 ～ 300ppm），亦不建議直接接觸人體。唯需注意其照光容易分解，因此應放置在不透光的容器中，並置於陰涼處保存。

人體的免疫力

人體的免疫細胞是體內的對外作戰部隊，碰到入侵體內的病原體時便會主動出擊，試圖消滅外來的入侵者。免疫力是近代醫學研究的顯學，就連癌症治療領域都發展出突破性的「免疫治療」，增加免疫細胞對癌細胞的辨識度，進而消滅癌症（詳見 3-5 節）。由此可知，維持良好的免疫力，是抵抗病原體入侵的關鍵。即使遭到感染而生病，強健的免疫力也會使得患者症狀更輕微且更快痊癒。

蒼藍鴿影音大補帖

健全均衡的免疫力才是王道

提升免疫力的 4 大關鍵

均衡飲食、適度運動、充足睡眠及排解壓力是 4 個維持健全免疫力的關鍵。雖然老生常談,卻是有科學實證的哦!

1. 均衡飲食: 2016 年英國的研究指出,每天均衡攝取 6 大類食物、且一天吃 15 種以上的食物,可增強抵抗力並降低感染風險。2011 年國衛院研究也指出,飲食越多樣化的人,死亡風險則越低。

2. 適度運動: 適度運動能增強免疫力,但過度運動卻會降低免疫力,增加感染風險。原因是在高強度或長時間運動後的 3 ～ 72 小時內,人體為了應付運動產生的生理壓力及修補組織,免疫力會暫時被壓抑。因此疫情期間,有運動習慣的人維持原先習慣即可,不建議特別加強鍛鍊;無運動習慣的人可從每天 20 ～ 30 分鐘的中低強度有氧運動開始。

3. 充足睡眠: 曾有研究指出,睡眠時間不到 7 小時的人在接觸鼻病毒後,產生感冒症狀的機會是睡 8 小時以上者的近三倍,睡眠對於人體免疫力的加成不言可喻(關於如何增進睡眠品質,可詳見 3-2 節)。

4. 排解壓力: 若長期處於高壓狀態,會促使身體分泌壓力性荷爾蒙,進一步造成免疫力降低。多執行腹式呼吸(可詳見 2-2 節)、曬太陽、及維持穩定的社交關係都有助於排解壓力。

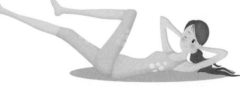

1. 減重？減脂？
減肥之前必須釐清的核心觀念

　　減肥最重要的並不是單純「減重」，而是**如何在減重的當下，最大化地「減去體脂與內臟脂肪」，並維持或甚至些微增加肌肉量，這才是最重要的核心觀念**。許多人講到「減肥」常有一個盲點：他們口中的「減肥」，通常單純指的是「減重」，而不是真正為了健康著想的「減脂」。怎麼說呢？

　　一般而言，**一個運動習慣不佳且體重過重的人，大都伴隨著另一種狀況：「體脂」以及「內臟脂肪」的異常升高**。在體脂、內臟脂肪異常過高的狀況下，會導致人體的胰島素阻抗上升、血糖過高、代謝不良、身體發炎反應增加等「代謝症候群」的狀況，進一步增加心血管疾病、癌症的發生率以及死亡風險。

　　那反過來說，會不會有「體重過重、但體脂卻不高」的人呢？這也是有的。例如：肌肉量非常大的舉重選手或健力、健美選手。他們身形非常大隻，因此在體重計上磅秤，幾乎每一位都過重且 BMI 過高，但因為他們有充足的運動量及肌肉方面的鍛鍊，其身上的體脂率往往是正常的，頂多稍微偏高、而不至於是異常過高。

　　「體重過重」與「不健康」，只能說有一定的正相關，但並不具有絕對的因果關係。而**決定體重過重是否不健康的關鍵因素，其實就是體脂與內臟脂肪**。過高的體脂肪才是造成一切代謝異常、以及胰島素阻抗的元凶。

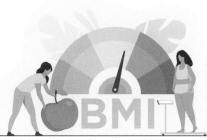

單純減重其實很簡單：每日攝取熱量＜ TDEE

近幾年來減重盛行，相信大多數民眾對於「如何減重」都有基本概念，先介紹最重要的名詞——「TDEE」（每日總消耗熱量，Total Daily Energy Expenditure），指的是人體一天中所消耗的**總熱量**，由三個部份構成：

1. **基礎代謝率**：人體要維持器官運作所消耗的最基礎熱量。當一個人躺著不動，什麼事情都不做、不想，身體仍需要消耗一定熱量去維持體溫和各器官的運行。

2. **運動所消耗的熱量**：如果有多餘的活動，不論是走路、跑步、打球、健身、登山等等，這些活動都需要消耗更多的熱量。

3. **攝食產熱所消耗的熱量**：當食物被我們吃下、進入腸胃道，除了最基本的咀嚼、吞嚥等動作，腸胃道也要合成並分泌相關酵素，才能消化這些食物，進而將食物的熱量、營養素，轉化為我們身體所用。這過程中所消耗的熱量即屬於此一大類。

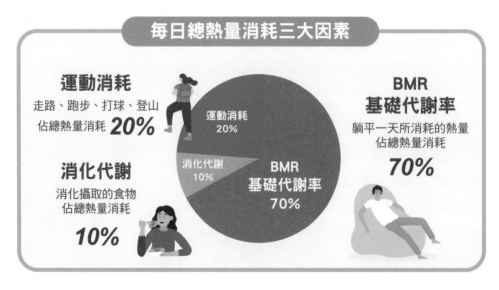

256

基本上如果單純要減重，只需要掌握最基本的原則：
一天所攝取的熱量，只要小於你的 TDEE，就會有減重的效果。

這也非常好理解，因為當你一整天攝取進身體的熱量，不及你一天所消耗的熱量的話，身體勢必要額外分解體內的組織，去補足熱量的損耗。因此，**身體有可能選擇分解掉「脂肪」，也有可能分解掉你的「肌肉」**，無論是分解哪種組織，都會讓你體重減輕。

這樣大家有看出「減重」的盲點了嗎？

減重減掉的，可能是你的「脂肪」，但也有可能同時減掉你的「肌肉」。**當你減掉的肌肉多於減掉的脂肪時，就是非常不健康的減重方式。**雖然說字面上的體脂肪總量減少了，但體脂率反而上升；且因為肌肉連帶被損耗的關係，你會發現你的力氣變小、運動的能力也變差。最終，**整個人體代謝變得更差，也會更容易復胖。**

這也是為什麼單純使用「節食法」減重的朋友們都非常容易復胖的原因。

節食法減重利用的是最基礎的概念：只要「進食熱量小於消耗熱量」就能減重，但這些人雖然體重成功下降，卻也連帶減去了一大部份的肌肉量。

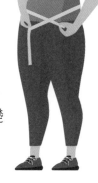

因此，節食法雖然是非常有效的減重方式，但選擇此方法減重的民眾，若恢復原本的飲食習慣，會因為攝取的熱量又高了起來，再加上肌肉量減少，整體的基礎代謝率下降的關係，使得他們非常容易復胖，功虧一簣。

掌握 2 大關鍵，健康減重不復胖

那麼，減重要怎麼做才對呢？要把握最重要的原則——**盡可能的**
「減去體脂」。其做法如下：

1. **攝取足夠的蛋白質**：一般建議至少要吃到目前體重 1.5 倍以上
的蛋白質克數。

例如：70 公斤的人想要減重，一天的蛋白質盡量要吃到 105 克。
先攝取了充足的蛋白質，讓體內「合成肌肉的原料」足夠，才能在減
重過程中，盡量避免肌肉被分解。減重時，因為要維持熱量赤字的關
係，碳水化合物跟脂肪的攝取就必須減少。

2. **維持足夠的運動量**：建議要做能夠大幅度刺激肌肉生長或維持
肌肉的運動，特別推薦重量訓練，像是深蹲、臥推、硬舉這種大肌群

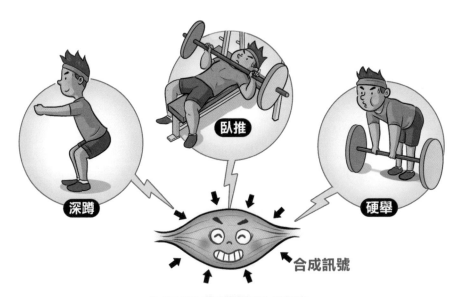

臥推

深蹲

硬舉

合成訊號

大肌群多關節的訓練
（建議一週三次效果較佳）

多關節的訓練，對肌肉有足夠高的刺激性，會讓肌肉裡的分解訊號被抑制，轉為合成訊號，最大幅度避免肌肉的流失。

無論男女，如果大家減重時搭配重量訓練，可以非常有效率地維持肌肉量，甚至在減重的過程中，肌肉量還能夠些微上升！一般而言**在減重過程中，建議一週至少要有三次多關節、大重量的肌力訓練，對肌肉量的維持與刺激效果較佳**，而所謂的「大重量」是指針對自身能力而言的相對大重量，並非電視上看到的大力士比賽。

摸蛤仔兼洗褲，能「減重又減脂」當然再好不過

與「節食法」這種減重，但掉肌肉的方式相比，此種較健康的減重方式會有什麼好處呢？

1. 過高的體脂肪與內臟脂肪其實是身體代謝異常、及不正常發炎的罪魁禍首之一。**如果減重時，能最大化減去體脂與內臟脂肪，對於身體健康是非常有益的。**

2. 由於減重過程中，**有持續食用足夠的蛋白質，並利用重量訓練去刺激肌肉生長**。在肌肉量維持、甚至上升的狀況下，在減重之後，整體基礎代謝率些微上升，反而更**不容易復胖**。

3. 使用此種方式減重之後，肌力、運動耐力不至於掉太多，甚至得以維持，還是可以從事幾乎同等強度的運動，每日的運動消耗得以維持。

總結來說，使用較健康的減重方式後，因為在減重過程中最大化減少了體脂、並盡可能的維持住肌肉量，就算減重後回復到原本的飲食模式，只要仍維持固定的運動習慣，是非常不容易復胖的。

2.「碳水化合物」並非罪魁禍首！破解生酮飲食 & 低 GI 減肥法相關迷思

近幾年來在台灣，似乎吹起一波「反碳水化合物」活動。除了近期民眾經常聽到的「低醣飲食」或「低碳飲食」，在過去兩三年間，甚至吹起「**生酮飲食**」的風潮。

生酮飲食：將日常中碳水化合物的攝取比例降至很低，甚至是全天攝取熱量的 5% 以下。生酮飲食的概念，其實與科學界提倡的健康飲食建議有蠻大的落差。國外的飲食指南以及國民健康署皆是建議：「**每人每天碳水化合物的攝取量，建議要占每天總熱量的 50%～60%。**」以一個 65 公斤的人為例，每天大約要攝取 2,000 大卡的熱量。

若是碳水化合物以 50% 計算，就要攝取 1,000 大卡的碳水化合物。而 1 公克碳水化合物可以產生 4 大卡的熱量，因此 65 公斤的人每天可以攝取約 250～300 公克的碳水化合物。

「250～300 公克的碳水化合物」對許多提倡低醣飲食，甚至生酮飲食的人來說是蠻高的數字，因此引起不少的討論及反彈現象，甚至有生酮的提倡者將此建議視為眼中釘，認為如此高量的碳水化合物正是慢性病的根源。

當時我認為生酮飲食太極端了，也有發佈過相關影片破解生酮飲食的迷思，遭受許多人的抨擊，認為是我沒有看到「生酮飲食的好處」。關於生酮飲食的好壞，科學界的確還有一些爭議，不過 2018 年的一篇重量級 Lancet 期刊研究值得跟讀者做分享。

Lancet 期刊：碳水化合物攝取量，並非越少越健康

2018 年的 Lancet 期刊中有一篇重量級研究，他們研究了「碳水化合物的攝取量」對於「預期壽命」的影響。受試者必須填寫飲食問卷，回答自身的碳水化合物攝取內容和份量，科學家則依據問卷內容評估受試者一天攝取的碳水化合物、脂肪與蛋白質比例。

此研究的受試者超過 1 萬名，並追蹤長達 25 年。科學家發現，與低碳、高碳的組別相比，從碳水化合物中獲得 50% ～ 55% 能量的人（中等碳水化合物的組別）的死亡風險確實特別低，平均壽命大約落在 83 歲，比低碳組多活 2 ～ 4 年、也比高碳組多活 1 年左右。

簡單說，目前國民健康署的飲食指南符合這項研究的最終結果。

為什麼會有這樣的結果呢？

科學家發現在低碳組的飲食中，會因攝取的碳水化合物減少，反而以較多量的動物性蛋白與脂肪來代替碳水化合物（如牛肉、羊肉、豬肉、雞肉或起司等）。除了肉類與脂肪攝取過多外，**通常也發現「蔬菜水果」與「全穀類」攝取量不足，導致體內發炎、衰老，進一步影響預期壽命。**

如果低碳組的人使用「植物性」蛋白或脂肪代替碳水化合物，如：**豆類、無糖豆漿或堅果類食物，反而可以略為降低死亡風險。**

高碳組更不用說，若碳水化合物攝取過多，會引起血糖波動過大、胰島素阻抗，甚至是代謝症候群以及心血管疾病等相關問題，因此高碳組的死亡風險也是上升的。

綜合上述的分析為總結，可看出當碳水化合物攝取熱量佔 50% ～ 55% 時，擁有最高的預期壽命與最低的死亡風險。

當然，此研究也有一些侷限的地方，例如是採用填寫問卷的觀察型研究。當受試者填寫問卷時，因為受記憶侷限影響，可能不會那麼精確，也可能會低估了自己吃的總熱量與脂肪量。另外研究中的「低碳組」，也沒有包括生酮這類的極端飲食。

但是近幾年，碳水化合物的確有被汙名化的趨勢。首先要提醒大家一個觀念：在「肥胖」成為現代人的慢性病之前，醣類（碳水化合物）長久以來都是人們的主食，對東方世界的人來說，稻米、穀物等等更是佔據了人類食物的一大部份。但在那個年代，如此大量的碳水化合物攝取，也不見得有引起身體的重大或慢性疾病（當時的死因反而是感染症居多）。

反而是「精緻碳水化合物」的攝取增加，才是造成人類變不健康的主因之一，而碳水化合物的攝取量並不是罪魁禍首，因此大家不需要刻意汙名化碳水化合物。再強調一次重點：

> 讓優質碳水化合物的攝取量占你一天攝取總熱量
> 的 50% ～ 55%，對身體來說是十分安全的。

分辨好壞碳水化合物，吃出健康

　　既然一天要吃這麼大量的碳水化合物，要如何選擇碳水化合物才是最健康的呢？2021 年發表於 BMJ 英國醫學期刊以及 NEJM 新英格蘭雜誌的兩篇重量級研究。

第一篇重量級研究：發表在 BMJ 的研究資料中，最主要有 2 個重點

重點 1

攝取較多精緻穀物，與較高的死亡率、重大心血管疾病的風險有顯著相關。

重點 2

如果碳水化合物來源是以全穀類或白米為主，就沒有上述的關聯。

※ 資料來源：BMJ 英國醫學期刊。

第二篇重量級研究：發表在 NEJM 的研究資料中，最主要的重點

發現較高升糖指數（GI）的飲食與較高的心血管疾病及死亡風險相關。

※ 資料來源：NEJM 新英格蘭雜誌

　　也就是說，攝取碳水化合物，一樣要注意碳水化合物的來源（來自何種類型的食物），接下來就為大家解釋碳水化合物的劃分種類，以及 GI ／ GL 值的意涵。

精緻碳水化合物

　　除了熱量，缺乏其它人體需要的重要營養素，則被稱為「壞的」碳水化合物。因為加工處理過（**去糠去胚等**）的關係，會降低其中的膳食纖維、維生素、礦物質、必需脂肪酸、胺基酸等營養成分。

攝取此類碳水化合物，與肥胖、第二型糖尿病有顯著的關聯性。主要原因是，這類碳水化合物進入腸胃道後，因為非常容易吸收，易造成血糖值急遽上升、胰島素分泌量增加，因此又使血糖迅速下降。導致吃完此類碳水化合物後會先昏昏欲睡，再迅速地感到飢餓，並渴望攝取更多的食物或碳水化合物，產生惡性循環。

精緻碳水化合物分 2 種

精緻澱粉類
經過加工、去胚等動作，已經流失許多營養素的碳水化合物，例如：白飯、麵食、白麵包等麵粉或小麥相關製品。

糖類
含糖飲料、果汁、甜點、蛋糕等。

非精緻（複雜型）碳水化合物

與上述相反，是好的碳水化合物。例如：水果、全穀類的食物、豆類植物、根莖類植物（馬鈴薯、地瓜等）。比起精緻碳水化合物，這類食物相對健康，也含有較多纖維與其他營養素。因為組成複雜、吸收比較慢，也比較不會造成血糖值太劇烈的波動。

除了在這個文章中有提到的這兩篇研究，也有許多研究指出，**使用這類非精緻碳水化合物，能夠提升整體的新陳代謝與生理數值，降低罹患許多疾病的風險。**

尚有爭議的白米

上述分類中，需要特別留意的是**白米**。近年來科學界普遍認為白米算是精緻碳水化合物的一種，但 BMJ 的最新研究結果中，**白米與**

全穀類食物是一樣的，與較高死亡率及心血管疾病風險皆沒有顯著關聯，也為白米去除了一點汙名化。

因此當大家在外食時，若有白米與麵食可以選擇，或許選擇白米是比較健康的，也可能與我們吃飯時常會搭配蔬菜有關。

低 GI 食物吃錯也會胖！快速釐清 GI 值 & GL 值

除了減醣飲食外，近期坊間也非常流行「低 GI 減肥法」，到底有沒有效？先帶大家認識這兩種指標的定義與判定。

1. GI 值（Glycemic Index ／升糖指數）

當攝取了 50 公克的碳水化合物後，血糖值上升的狀況。有些研究是以攝取葡萄糖作為基準，有些則以麵包、白飯為基準。

攝取碳水化合物時，應盡量選擇中低升糖指數的食物。而「非精緻碳水化合物」的 GI 值通常相較於精緻碳水化合物低，因此此類食物是值得選擇的。

GI 值（Glycemic Index ／升糖指數）

●高 GI	GI 值 > 70
●中 GI	GI 值在 56 ～ 69
●低 GI	GI 值 < 55

用來表示食物促使血糖上升的能力，以百分比為計算單位

● 指攝取食物後，血糖上升的速度，數值會因為攝取食物種類而有所差異。

● GI 值指數低，代表血糖變化較小，較不會造成胰島素過度分泌，可減少脂肪形成，預防代謝症候群。

2. GL 值（Glycemic Load ／升糖負荷）

一份食物碳水化合物含量 × GI 值 ÷100。代表「一人份的飲食量」會讓血糖值上升的程度，這樣的指數比較符合現實上常用的標準。在 10 以內是低的，11 ～ 19 是中，20 以上是高。

GL 值 Glycemic Load（升糖負荷）

●高 GL	GL 值 20（含以上）	為升糖指數與碳水化合物含量的乘積，所以數值會因為食物份量而有所差異。
●中 GL	GL 值 11 ～ 19	●GL 值比較能實際反應攝取一份食物所造成的血糖上升幅度。
●低 GL	GL 值 10（含以下）	●選擇食物時，將 GI 與 GL 值一起考慮，反而更實用。

為什麼 GL 值反而更實用呢？分析其原因，雖然 GI 值可以作為飲食參考，但 GI 值的制定，並沒有考慮到食物「**整體的醣類含量**」。例如：「西瓜」是一種非常甜的水果，如果去定義 GI 值肯定非常高，也就是當你從西瓜裡攝取到 50 克的碳水化合物，則會對血糖造成劇烈波動。

但如果你要透過西瓜而攝取到 50 克的碳水化合物，可能要吃到 1/4、甚至是半顆的西瓜才能達到。而想當然，一般人並不會一口氣吃這麼多西瓜，而是一片一片計算。因為西瓜的含水量很高，也有豐富的纖維質，因此攝入「一片西瓜」的醣類負擔並不大。因此雖然西瓜擁有高 GI 值，卻有低的 GL 值。

與 GI 值相比，GL 值有考量到一份食材裡的碳水化合物總量，因此較能實際反應攝取一份食物所造成的血糖上升幅度。多數人都聽過低 GI 飲食，但如果選擇食物時**將 GI 與 GL 值一起考慮**反而更實用。

你知道升糖負荷（GL 值）嗎？

西瓜的 GI 值是 103
以 GI 值分類為高 GI 食物
似乎會造成血糖波動的幅度較大

假設：小芳吃了一片 150 公克的西瓜（含有 9 克醣）
以 GL 值公式計算：103×9÷100=9.27
所以西瓜雖然是屬於高 GI 值，
卻有低的 GL 值，對於血糖的波動影響低

如果因天氣炎熱，
吃了三片 150 公克西瓜呢？

假設：小華吃了三片 150 公克的西瓜（含有 9*3=27 克醣）
以 GL 值公式計算：103×27÷100=27.81
GL 的數值會因為食物份量而有所差異，
若食用西瓜的份量增多，相對 GL 值增加為 27.81，
對於血糖的波動影響就會變大。

迷思破解：低 GI 減肥法未必有效

低 GI 飲食是為第二型糖尿病病患設計的，因為此類糖尿病病患具有胰島素的阻抗，若食用低 GI 的食物，血糖的波動幅度不會這麼高，也不容易造成後續的低血糖、餓肚子、攝取更多食物的惡性循環。

但低 GI 飲食與減肥並無太大關聯性，因為**低 GI 飲食不代表低熱量飲食**。以炸雞為例，炸雞也算是低 GI 飲食，因為一份炸雞的油脂、蛋白質對血糖的波動不會有太顯著的影響，但其中豐富的油類卻蘊含非常多的熱量，反而容易肥胖。

因此，請銘記這個重要的觀念：並不是吃低 GI 飲食就容易減肥。減肥最重要的還是總體的熱量控制，而不是低 GI 或高 GI 喔！

30 秒搞懂吃對「碳水化合物」基本功

吃對「碳水化合物」三大關鍵，增肌又減脂

● 關鍵 1：正常狀況下，每個人一天的碳水化合物攝取量可占一天攝取熱量的 50 ～ 60％，但要注意食物來源！首先避開精緻碳水化合物或精緻穀物，盡量選擇非精緻（複雜型）碳水化合物，例如原型食物的根莖類植物（地瓜、馬鈴薯）、全穀類食物（糙米、藜麥、燕麥等）。白飯亦為選項之一，但宜搭配多種蔬菜一起食用。

● 關鍵 2：挑選食材時，除了可以選擇中、低 GI 值的食物，還要考慮 GL 值，因為 GL 值才能真正反應這一份食物吃下去，身體所會吸收的整體醣類總量。

● 關鍵 3：如果因為追求身材或其他因素，決定實施減醣飲食，將碳水化合物減少到一天攝取熱量的 50％ 以下，仍然應該要多攝取蔬果。減醣後的替代熱量來源，建議選擇植物性蛋白或健康油脂（例如豆類、堅果種子類、初榨橄欖油、酪梨油等），才不會因為實施減醣，造成預期壽命減短以及死亡風險的提升。

3. 糖類？醣類？
健康飲食更應小心「隱形糖」陷阱

2016 年美國公佈的飲食指南有 4 大重點：❶取消膽固醇的每日攝取上限；❷認為適量的喝咖啡對身體有益處；❸明確的設限糖類（sugar）的攝取量；❹認為與其降低飲食中的總體脂肪量，降低飽和脂肪酸的攝取反而更為重要。

依據飲食指南中的第三點，以及世界衛生組織 WHO 對於飲食的指引，一律建議：糖類的攝取必需控制在每日攝取總熱量的 10% 以下，甚至降低至 5% 以下更為理想。首先先來了解名詞定義：

> 醣類（Carbohydrate）：
> 意指碳水化合物。

> 糖類（Sugar）：
> 屬於碳水化合物的一種，
> 通常具有甜味。

因此，「糖類」屬於「醣類」中的一小部份。醣類（碳水化合物）以澱粉類的食物為大宗，這類食物被消化吸收後，最終會於體內產生葡萄糖。常見醣類舉例有米飯、麵類、根莖類食物（如馬鈴薯、地瓜），或精緻澱粉類（如麵包、吐司等等）。以下的重點會聚焦於「糖類（Sugar）」。

「糖類」是醣類的其中一種，大家都知道「糖」其實是不好的東西，甚至如果更激進地說：吃糖——是有可能上癮的！因為當你吃糖時，大腦會分泌像「多巴胺」之類的成份，讓人感到愉悅、放鬆，身體也會記住這個感受，下次再遇到富含糖類的甜食，就會讓人更想攝取。

雖然糖類跟毒品相比，其成癮性低得多，也不會「一次性的上癮」，卻會慢慢累積起來，讓人「**越吃越想吃**」，因此以現代醫學角度而言，「糖」其實是蠻萬惡的東西。

什麼「糖」對身體不好？以甜不甜來判斷嗎？

國民健康署在 2018 年時亦發佈了更新版的國民飲食指南，同樣參考了美國和 WHO 的飲食建議，增列了一條：每日飲食中的「**添加糖攝取量**」不宜超過總熱量的 10%。

首先要注意定義，「**添加糖**」指的是在製造食物或飲料的過程中額外添加的糖，種類很多，包含飲料常用的果糖、蔗糖，或如糖霜、葡萄糖、砂糖、冰糖、黑糖、玉米糖漿、蜂蜜、楓糖漿等等，這些都是添加糖的範疇。

雖然外面食品廠商常說，他們用的糖是屬於比較天然，如蜂蜜、楓糖漿等，對身體非常「好」，但事實上，即使這些糖的成分天然，本質仍為「糖類（sugar）」，吃多了一樣對身體不好。

但仍要注意的是添加糖並不包含「**自然存在於食物內的糖**」，例如水果中的果糖、牛奶中的乳糖，這些糖類不需要被計算於這 10% 上限之內。原因是：雖然這些糖類被我們身體消化吸收後，一樣會變成葡萄糖產生熱量，但因為天然原型食物富含其他營養物質，例如水果含有豐富的纖維素、維生素及其他微量元素，因此吃下水果雖然也會攝取到糖類，但對身體來說仍是利大於弊，因此不需將其特別計算進 10% 的總熱量之內。

實例說明：每日的糖攝取上限如何計算？

以一個體重 65 公斤的成人來說，每天應攝取多少熱量及糖類呢？

最簡單的熱量算法是「**體重乘以 30**」，因此 65 公斤的成人，每日應攝取的熱量大約是 2000 大卡左右。如果你的**生活型態偏向靜態**，可能攝取 1800、1900 大卡即可；若是**一個有運動習慣的人**，則拉高到 2300、2400 大卡以上。

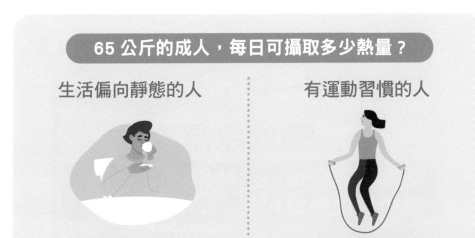

65 公斤的成人，每日可攝取多少熱量？

生活偏向靜態的人

每日應攝取的熱量
1800 ～ 1900 大卡即可

有運動習慣的人

每日應攝取的熱量
2300 ～ 2400 大卡

若我們以 2000 大卡做估算，添加糖攝取量應小於每日總熱量的 10%，也就是 200 大卡。

那麼 200 大卡等於多少公克的糖攝取量呢？ 1 公克的糖約會產生 4 大卡的熱量，每天可攝取的添加糖應低於 50 公克，此數值已是最低標準，若以更嚴格的 5% 標準核算，則應攝取少於 25 公克。

25 公克是怎麼樣的概念呢？以一杯 700 毫升的全糖珍珠奶茶來說，含糖量已接近 65 公克！有些人會說：「欸！我都喝半糖飲料。」但半糖珍奶喝下去，含糖量也接近 35 公克左右，就算一天只喝一杯，其實你攝取的含糖量已經超標了！日常生活中的飲料、甜食的含糖量，都比你想像中的高很多。

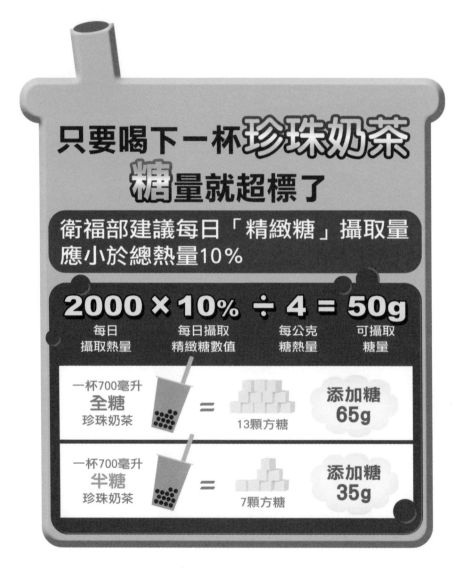

陷阱無所不在，也要小心「隱形糖」

　　世界衛生組織也指出，人類現在攝取的添加糖，很多都是隱藏在「嚐起來不甜」的食物當中，這樣吃不出來的糖類，就是所謂的「隱形糖」。其實這類隱形糖，比起常見的飲料、甜點反而更可怕，因為即使你有意識地減少甜食的攝取，也難以避開這類糖份。例如：

1 **烘焙的食品、麵點：**
這些食物吃進口中，可能感覺味道不太甜，卻含有許多隱形的糖份。

2 **特殊的飲料：**
如甜豆漿、米漿、碳酸飲料、果汁、乳酸飲料、三合一咖啡等，許多人覺得這類飲料與珍珠奶茶等手搖飲料不一樣，其實這些飲品也都富含糖類。

3 **大家最容易忽略的——**
日常家庭烹調的含糖食物：
例如烹調紅燒肉或肉燥時，可能會加一點糖或味霖，以避免味道死鹹，還有糖醋排骨添加的糖醋醬料、紅豆湯或綠豆湯，以及長輩在家自製的草莓果醬、菊花茶、蔓越莓汁等，可能也都有添加冰糖。

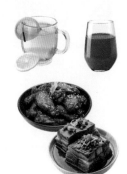

也因此，在吃正餐的過程中，你可能已經攝取了不少隱形糖而不自知，因此要特別留心食物成份，至於吃糖的壞處，應該不需要多說了，僅簡單做歸納。

首先，**糖類是一種高 GI**，也就是**高升糖指數**的食物，食用過多會造成血糖劇烈波動，進而造成肥胖、胰島素阻抗、代謝症候群，全身容易發炎等問題，也易引發慢性病，例如糖尿病、高血壓，導致心血管疾病；也會間接引起癌症發生率的上升，最終使得整體死亡率升高。

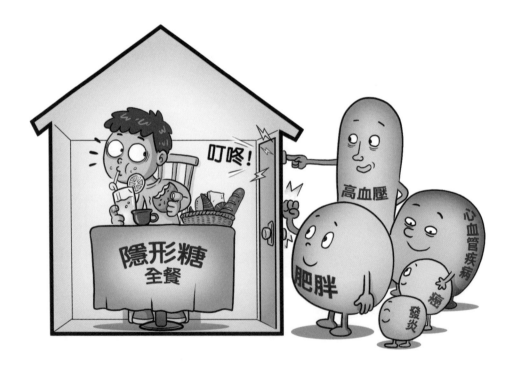

減糖的五點小建議

1. 注意包裝的含糖成份：現在市面上，尤其是便利商店，政府都已經明令要標註食物中所含的「糖類」，其通常會標註在醣類（碳水化合物）下方。請多注意包裝上的單位，把「每份的含糖量」乘上「份數」，才能得知自己所攝取的總糖量。大家多看多聽，久而久之就能對什麼食物含多少糖有大略概念了。

2. 盡量以「吃水果」代替「喝果汁」：因為吃水果的重點在於攝取其中的纖維素及微量元素。如果將其打成果汁又濾掉殘渣的話，就會破壞水果中的營養成份。

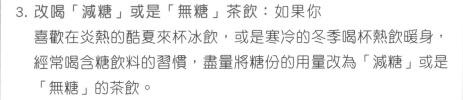

3. 改喝「減糖」或是「無糖」茶飲：如果你喜歡在炎熱的酷夏來杯冰飲，或是寒冷的冬季喝杯熱飲暖身，經常喝含糖飲料的習慣，盡量將糖份的用量改為「減糖」或是「無糖」的茶飲。

4. 用「代糖」來取代砂糖：如果你真的無法接受無糖飲品，那麼可以試著使用「代糖」來取代砂糖，因為代糖相對沒那麼多熱量，也比較不會造成身體的負擔，但如果考量健康因素，當然最好是連代糖都不要使用。

5. 小心日常生活中的隱形糖：特別留意日常生活中的隱形糖，因為許多糖類都是在我們沒有意識到的狀態下，吃進肚子裡的，不知不覺變成糖份攝取過量。

4. 每個人一天到底能吃幾顆蛋？醫生告訴你真正答案

　　一直以來，**雞蛋的攝取量**，都是民眾非常關心的議題。在 **2015 年之前**，醫學界認為蛋的成份，尤其是蛋黃含有大量的膽固醇，一顆蛋的膽固醇含量就高達 210 毫克。因此當時的科學界認為，如果一天攝取超過一顆蛋的話，容易造成飲食中攝入的膽固醇過多，進而影響到我們血液中的膽固醇濃度。而血液中膽固醇濃度過高，就會造成**高膽固醇血症**，進而造成血管硬化方面的疾病。

　　首先簡單介紹膽固醇。膽固醇有分成好的膽固醇（HDL）與壞的膽固醇（LDL），**壞的膽固醇**可以將其想像成**血液裡面的骯髒物質**。當壞的膽固醇太高，就可能會沉積在血管壁上面，造成**血管的阻塞**。

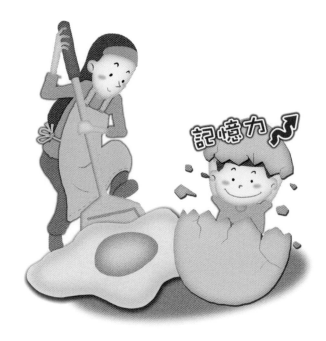

記憶力↗

276

例如心臟的冠狀動脈如果因為管壁沉積造成狹窄，甚至堵塞了，就是所謂的**心肌梗塞**；而腦中的血管如果因為膽固醇沉積造成堵塞的話，就會造成中風。我們以下所稱的膽固醇，若無特別提及，指的會是壞的膽固醇（LDL）。

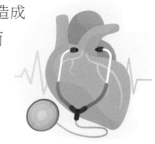

因此在 2015 年之前，世界各國的飲食指南都是建議大家一天不要吃超過一顆蛋，以維護你的心血管健康。

然而，在 2016 年初的時候，美國公布了新版的飲食指南，這個飲食指南提出四個重點，分別是：

1. 取消膽固醇的每日攝取上限。

2. 認為適量的喝咖啡對身體有益處。

3. 明確的設限糖類（sugar）的攝取量。

4. 與其降低飲食中的總體脂肪量，降低飽和脂肪酸的攝取反而更為重要。

由於民眾對於每日攝取膽固醇的上限較有疑慮，因此接下來的重點會講解關於取消膽固醇的每日攝取上限的話題。

飲食中膽固醇 v.s. 血液中膽固醇，竟然無太大關聯！

前面提到，2015 年前的舊版飲食指南，明定了每人每天攝取的膽固醇總量，應該要小於 300 毫克，因此才會建議說，一天不應攝取超過一顆蛋。但是在 2016 年新版的飲食指南中，綜合這幾年各專家意見以及科學研究的成果後發現：**我們日常飲食中的膽固醇量，跟人體血液中的膽固醇濃度，其實並沒有非常顯著的相關性。**

什麼意思呢？**研究發現，人體血液中的膽固醇濃度，大概有七到八成，**都是體內自行合成的；而血中膽固醇只有二到三成與攝取食物的膽固醇含量有正相關。也就是說，人體血液的膽固醇濃度，**主要還是跟體質有關，反而與食物的攝取較無關聯。**

每個人體質的差異性，最根本原因就是基因的不同。**基因會決定每個人血液中，膽固醇基準值的高低。**最有名的例子就像所謂的**家族遺傳性高膽固醇血症（Familial hypercholesterolemia），**就是因為有某些基因的變異，造成膽固醇無法順利被代謝，因此家族中罹患此病的患者，血中的膽固醇濃度都異常的高，也特別容易罹患心肌梗塞、中風等等的心血管疾病或腦血管疾病。

總結而言，**食物對我們血中的膽固醇濃度，並沒有那麼重的影響。**換句話說，今天我們攝取較少膽固醇的時候，身體反而會傾向合成比較多的膽固醇而釋放到血液中；反過來說，當我們吃下較多

的膽固醇後，身體感測到了，反而會減少膽固醇的合成，讓血液中的膽固醇濃度維持恆定。根據這樣的科學研究成果，2016 年版的新版飲食指南，就**取消了**每日膽固醇的攝取量上限。

即使飲食所占的角色少了，但**運動仍對減少血液中的壞膽固醇濃度有幫助**，因此生活型態的調整，對高膽固醇血症還是非常關鍵的。

一顆雞蛋的成份解析

根據新版飲食指南，一天不再嚴格限制雞蛋的攝取量了。你要吃一顆、兩顆甚至吃到三顆，可能對血中的膽固醇都不會造成太大影響。但是醫生、營養師或是最新科學研究的觀點分析，還是**不建議民**

蛋黃 vs 蛋白 營養一覽表

蛋黃 17g		蛋白 40g
52	熱量	20
2.6	蛋白質	4.4
4.6	脂肪	0
0.6	碳水化合物	0.2
276	維生素 A	0
0.19	維生素 B 群	0.17
27.2	葉酸	0.7
27	鈣	2
0.6	鋅	0
200	膽固醇	0

眾毫無節制的吃蛋，這又是為什麼呢？

　　其根本原因，還是在於食物本身的性質。你會發現，**那些含有比較高量膽固醇的食物，通常也含有較高量的飽和脂肪酸**。雖然攝取的膽固醇含量不會對血中的膽固醇濃度有太大影響，但**食用過多的飽和脂肪酸，反而會間接升高血中的膽固醇濃度**，或是血脂的濃度，造成所謂的高膽固醇血症、或是高血脂症，進而影響到我們的心血管、腦血管健康，升高心肌梗塞、中風等疾病的危險。

　　這樣的食物代表有哪些呢？以雞蛋而言，大家知道它含有豐富的膽固醇，但是民眾比較沒注意的是，**雞蛋中飽和脂肪酸的量其實也不少**（雞蛋的脂肪約 36% 為飽和脂肪酸），所以假設今天你吃了四、五顆蛋以上，或許其中的膽固醇，並不會對你的健康造成太大的負擔，但雞蛋裡頭以及烹飪油中的**飽和脂肪酸**，反而可能讓你的血脂增加，也可能間接造成血中膽固醇的增加，進而影響你的心血管健康。其他的食物，例如紅肉（牛肉、豬肉）或是內臟類的食物，也是同樣的道理。

　　總結來說，雖然雞蛋中的膽固醇已經被除罪化了，大家不需要再為一天只能攝取一顆蛋而煩惱，但是富含膽固醇的食物，通常也富含飽和脂肪酸，再加上烹飪時常會額外添加油脂，因此在攝入這類食物的時候，還是要考慮到**過量的飽和脂肪酸，可能會造成身體的負擔**。

一天到底能夠吃幾顆蛋呢？全憑生活習慣而定

一天到底能吃幾顆蛋，要看你自己的**生活型態、運動習慣**，以及**身體檢查狀況**來決定。這邊是以「水煮蛋」做為建議，如果是煎蛋或炒蛋，吃的量要更加謹慎：

1. **如果你平常沒有運動習慣**：生活型態較偏向久坐的人，那建議你一天吃一至二顆雞蛋就好。建議不要吃太多，但也不要到不吃，因為雞蛋裡頭除了有豐富的膽固醇跟脂質，亦有豐富的蛋白質、卵磷脂、以及維生素、礦物質等等微量元素，其實對人體是非常好。

2. **如果你有良好的運動習慣**：每天會消耗較多熱量的話，那一天吃到三至四顆蛋也是沒有關係的。因為血中的膽固醇和脂肪，本來就會在你從事體能活動、或劇烈運動的狀況下被消耗掉，此時額外適量的補充，反而對身體的修復有極大的幫助。

一天能吃多少蛋，**完全要看你的生活型態跟運動習慣，亦可以用抽血檢查作為判斷依據**。以我自己的例子而言，我一天習慣吃三至四顆蛋，而且是一個蠻常態的飲食。之所以有信心不會攝取過量，主要是因為我這一年來有良好的運動習慣，再加上健康檢查的時候，我的血脂跟血中好壞膽固醇濃度都在非常標準的範圍內。

如果你要比較精確知道自己的**數據**，建議可以找醫生做抽血檢查，看一下自己在目前的飲食狀態下，血中的血脂濃度、膽固醇濃度大概落在哪個區間，這樣就會對自己一天到底能吃幾顆蛋，就有明確的判斷根據了。

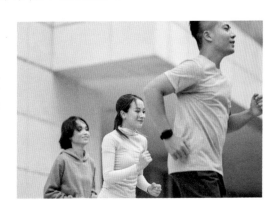

5.脂肪的真相：
什麼油才是健康好油？

　　長久以來，大家都聞「油」色變，尤其是近年來健身風氣盛行，許多年輕人都會追求體脂的控制，但如果你對健康飲食的觀念不是那麼了解的話，可能會誤以為「**吃越少脂肪，體脂就能下降，身材就能維持的越好**」，然而**這點卻是相當致命的錯誤觀念**。

　　今天如果有人想積極減脂，而攝取過少的脂肪，則會使得身體的「必需脂肪酸」攝取不足。「必需」脂肪酸和必需胺基酸的概念相同，表示這類營養素是身體無法自行合成的。

　　因此若這類脂肪攝取不足，將導致賀爾蒙失調、細胞膜功能不全等等，進而影響整個身體的健康狀態、機能表現、以及代謝效率。雖然「**少油飲食**」對大部份現代人而言確實是可行的觀念，但若是毫無限制地減少油脂的攝取，則可能會有上述的致命影響。

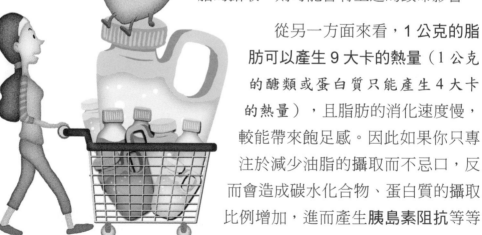

　　從另一方面來看，**1公克的脂肪可以產生9大卡的熱量**（1公克的醣類或蛋白質只能產生4大卡的熱量），且脂肪的消化速度慢，較能帶來飽足感。因此如果你只專注於減少油脂的攝取而不忌口，反而會造成碳水化合物、蛋白質的攝取比例增加，進而產生**胰島素阻抗**等等

的問題，對於追求體重、體脂下降更是沒有助益。

再從另一角度而言，對人體來說相當重要的脂溶性維生素 A、D、E、K，會溶解於脂肪中再被人體吸收，因此同樣需要「**先攝取足夠的脂肪**」，身體才能有效率吸收這些脂溶性維生素。

總結一下，脂肪的攝取對人體是十分重要且不可或缺的，
因此「選擇好油」就成一大關鍵。

脂肪的分類與食物來源

1. **飽和脂肪**：來源是以動物為主，如豬油、牛油等等。但其實不只是肉類含飽和脂肪，還有烘焙過的食物（*如蛋糕、甜點、餅乾*）、牛奶、起司、炸物等等；或是植物油中的椰子油、棕櫚油也含有大量的飽和脂肪。

2. **不飽和脂肪**：分為「單元不飽和脂肪」和「多元不飽和脂肪」。相較起飽和脂肪，不飽和脂肪對人體較健康，且適量食用有降低體內壞膽固醇的效果。來源是以「植物油」為主，像是烹飪常用的橄欖油、大豆油、葵花子油、芥花籽油等等；另外堅果類食物也含有大量不飽和脂肪酸。

3. **反式脂肪**：分為「人工的反式脂肪」及「天然的反式脂肪」。人工的反式脂肪是經過氫化後的反式脂肪，以固體狀態呈現，如：人造奶油乳瑪琳、塗在麵包上的奶油；此外酥油皮、零食（*餅乾、薯條、甜甜圈、洋芋片等*）中亦可能含有反式脂肪。**人工反式脂肪會增加罹患心血管疾病的風險，是最不建議攝取的脂肪種類**；天然的反式脂肪則常見於乳製品或牛、羊等肉品，對人體健康沒有太大的負面影響，不需要特別擔心。

各類脂肪的建議攝取比例

既然脂肪有這麼多的分類，依據美國心臟學會建議，較推薦的食用脂肪比例是：

飽和脂肪酸：單元不飽和脂肪酸：多元不飽和脂肪酸
0.8：1.5：1.0

雖然大家對這個數字很難有具體的概念，但每一種食物其實都含有這三種脂肪，只要我們選擇多樣化的食物，並盡可能以植物油、堅果等「不飽和脂肪」的攝取為主，就能避免造成身體太大的負擔。

● **橄欖油**：飽和脂肪 14%，單元不飽和脂肪 73%，多元不飽和脂肪 11%

● **魚油**：三種脂肪酸約莫各佔 1/3（~33%）

● **堅果**：飽和脂肪 17%，單元不飽和脂肪 52%，多元不飽和脂肪 28%

● **蛋黃**：飽和脂肪 36%，單元不飽和脂肪 44%，多元不飽和脂肪 16%

● **豬油**：飽和脂肪 39%，單元不飽和脂肪 45%，多元不飽和脂肪 11%

脂肪的每日建議攝取量：至多占每日熱量的 30%

飲食指南中所建議的每日脂肪攝取量，**約占每日熱量的 20%～30%**；而其中飽和脂肪的攝取，建議不要超過所有脂肪攝取量的三分之一（也就是不應超過每日熱量的 10%）。而美國心臟學會的建議則更嚴格，**建議飽和脂肪的攝取僅占每日熱量的 5%** 即可。

舉實例來說，以一位 65 公斤的成人而言，一天需要攝取的熱量約為 2000 大卡。2000 大卡中，至多 30% 的熱量來自於脂肪，也就是 2000×30%=600 大卡；而 1 克的脂肪能產生 9 大卡的熱量，因此

600÷9 = 約 **67 克的脂肪**，就是此人建議**一天最大的油脂攝取量**。而飽和脂肪的攝取量建議不超過 1/3，也就是 **22 克**（如果用美國心臟學會的標準則再砍半：飽和脂肪不超過 11 克）。

根據 2005~2008 年的國民營養健康狀況調查，我國男性／女性一天平均的脂肪攝取量其實高達 85 ／ 62 公克，其中的飽和脂肪攝取量是 28 ／ 20 公克。依照此數據，國民的平均脂肪攝取量其實是超標的。

飲食減脂的小建議

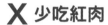

X 少吃紅肉

建議少吃紅肉（如豬、牛）及其油脂，並選擇禽類（甚至吃雞肉時可以考慮去皮）、魚肉，這類脂肪對身體比較健康。

O 使用植物油

烹飪時盡量使用植物油如：芥花籽油、橄欖油、大豆油、葵花子油等等「不飽和脂肪」含量超過 70% 的油類，並配合「低溫烹調」，健康效果會更加顯著。（以高溫烹調油類及肉品，會產生更多的自由基及致癌物質）且植物油中，要避開椰子油、棕櫚油，這兩類是飽和脂肪較高的油類。

X 少吃加工食品

少吃零食、加工肉品，這類食物中的反式脂肪高，會增加心血管疾病的風險。

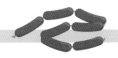

O 不偏食

食用多種油類、健康肉類、堅果類，不要偏食於任何食物，就能達到正確的脂肪酸攝取比例。

Dr. Me健康系列HD0159Y

蒼藍鴿醫師告訴你：
90％攸關性命的醫學常識，沒有人教！【暢銷增訂三版】

作　　　者	吳其穎
選　書　人	林小鈴
主　　　編	陳玉春

行　銷　經　理	王維君
業　務　經　理	羅越華
總　　編　　輯	林小鈴
發　　行　　人	何飛鵬

出　　　版	原水文化
	115臺北市南港區昆陽街16號4樓
	電話：（02）2500-7008　傳真：（02）2502-7579
	網址：http://citeh2o.pixnet.net/blog　E-mail：H2O@cite.com.tw
發　　　行	英屬蓋曼群島商家庭傳媒股份有限公司城邦分公司
	115台北市南港區昆陽街16號5樓
	書虫客服服務專線：02-25007718；25007719
	24小時傳真專線：02-25001990；25001991
	服務時間：週一至週五9:30～12:00；13:30～17:00
	讀者服務信箱E-mail：service@readingclub.com.tw
劃　撥　帳　號	19863813；戶名：書虫股份有限公司
香　港　發　行	香港九龍土瓜灣土瓜灣道86號順聯工業大廈6樓A室
	電話：852-25086231　傳真：852-25789337
	電郵：hkcite@biznetvigator.com
馬　新　發　行	城邦（馬新）出版集團 Cite (M) Sdn Bhd 41, Jalan Radin Anum, Banda
	Baru Sri Petaling, 57000 Kuala Lumpur, Malaysia.
	電話：(603)90563833　傳真：(603)90576622　電郵：services@cite.my

封　面　設　計	許丁文
美　術　設　計	罩亮視覺設計工作室
攝　　　　　影	徐榕志（子宇影像工作室）
插　　　　　畫	盧宏烈（老外）
模　特　兒　示　範	王子菱
製　版　印　刷	科億資訊科技有限公司
初　　　　　版	2018年11月22日
二　版　一　刷	2020年7月7日
三　版　一　刷	2024年9月10日
定　　　　　價	450元

ISBN：978-626-7521-07-6（平裝）
ISBN：978-626-7521-08-3（EPUB）

國家圖書館出版品預行編目(CIP)資料

蒼藍鴿醫師告訴你：90%攸關性命的醫學常識,沒有
人教！【暢銷增訂三版】/吳其穎著. -- 三版. -- 臺
北市：原水文化出版：英屬蓋曼群島商家庭傳媒股
份有限公司城邦分公司發行, 2024.09
　面；　公分. -- (Dr.Me健康系列 ; HD0159Y)
ISBN 978-626-7521-07-6(平裝)
1.CST: 預防醫學 2.CST: 保健常識

412.5　　　　　　　　　　　　　　113011655

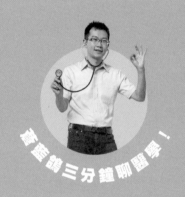

蒼藍鴿三分鐘聊醫學！